Sara Wells

Horizontes de la Cura
Medicina Complementaria Arcturiana

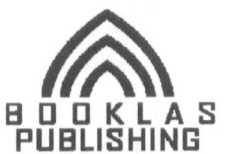

Título Original:
Horizons of Healing - Arcturian Complementary Medicine
Copyright © 2025, publicado por Luiz Antonio dos Santos ME.
Este libro es una obra de no ficción que explora prácticas y conceptos en el campo de la medicina complementaria y la sanación energética. A través de un enfoque integral, la autora ofrece herramientas prácticas para el equilibrio físico, emocional, mental y espiritual.

1ª Edición
Equipo de Producción
Autora: Sara Wells
Editor: Luiz Santos
Portada: Studios Booklas / *Carlos Herrera*
Consultor: *Marta Domínguez*
Investigadores: *Andrés Ramírez, Elena Navarro, Tomás Vázquez*
Diagramación: *Fernando López*
Traducción: *Valeria Muñoz*

Publicación e Identificación
Horizontes de la Cura
Booklas Publishing, 2025
Categorías: Medicina Complementaria / Espiritualidad
DDC: 615.852 - **CDU:** 615.89

Todos los derechos reservados a:
Luiz Antonio dos Santos ME / Booklas Publishing
Ninguna parte de este libro puede ser reproducida, almacenada en un sistema de recuperación o transmitida por cualquier medio—electrónico, mecánico, fotocopia, grabación u otro—sin la autorización previa y expresa del titular de los derechos de autor.

Summary

Índice Sistemático 5
Prólogo 10
Capítulo 1 Medicina Integrativa 14
Capítulo 2 La Civilización Arcturiana y Su Sabiduría 23
Capítulo 3 Energía y Curación 32
Capítulo 4 Los Chakras y la Salud 41
Capítulo 5 La Conexión con la Naturaleza 50
Capítulo 6 Meditación y Visualización Arcturiana 58
Capítulo 7 Curación Energética Arcturiana 67
Capítulo 8 Uso de Cristales y Geometría Sagrada 76
Capítulo 9 Aromaterapia Arcturiana 85
Capítulo 10 Técnicas de Respiración Arcturiana 94
Capítulo 11 Imposición de Manos Arcturiana 103
Capítulo 12 Cirugía Psíquica Arcturiana 112
Capítulo 13 Viaje Astral y Sanación a Distancia 121
Capítulo 14 Limpieza y Protección Energética 130
Capítulo 15 Reequilibrio del ADN 139
Capítulo 16 Tratamiento de Enfermedades Crónicas 148
Capítulo 17 Salud Mental y Emocional 157
Capítulo 18 Tratamiento del Dolor 166
Capítulo 19 Salud de la Mujer 174
Capítulo 20 Salud Infantil 182
Capítulo 21 La Importancia de la Alimentación Consciente 191

Capítulo 22 Ejercicios Físicos y Movimiento 200
Capítulo 23 El Poder del Sueño Reparador 209
Capítulo 24 La Curación del Alma y el Propósito de Vida 218
Capítulo 25 La Integración con la Medicina Convencional 227
Capítulo 26 La Expansión de la Conciencia y la Sanación Planetaria 236
Capítulo 27 La Ética en la Práctica de la Medicina Arcturiana 244
Capítulo 28 La Formación de Terapeutas Arcturianos 253
Capítulo 29 El Futuro de la Medicina Arcturiana 261
Epílogo 271

Índice Sistemático

Capítulo 1: Medicina Integrativa - Aborda a medicina integrativa como uma abordagem holística para o cuidado de saúde, indo além do tratamento de doenças para englobar bem-estar físico, emocional, mental e espiritual.

Capítulo 2: La Civilización Arcturiana y Su Sabiduría - Explora a sabedoria e as práticas curativas dos Arcturianos, uma civilização avançada que combina tecnologia e espiritualidade para promover a cura holística e a evolução da consciência.

Capítulo 3: Energía y Curación - Aborda a natureza fundamental da energia e sua importância na cura, conectando a sabedoria ancestral com os princípios da física quântica e da cura energética arcturiana.

Capítulo 4: Los Chakras y la Salud - Explora o sistema de chakras como centros de energia vitais, detalhando cada chakra, seu papel na saúde física, emocional e espiritual, e como os Arcturianos trabalham para harmonizá-los.

Capítulo 5: La Conexión con la Naturaleza - Aborda a importância da conexão com a natureza para a saúde e o bem-estar, descrevendo práticas para aproveitar os poderes curativos da terra, da água, do ar, da luz solar e dos cristais.

Capítulo 6: Meditación y Visualización Arcturiana - Introduz as práticas de meditação e visualização arcturianas como técnicas para acessar frequências curativas, reprogramar padrões internos e se conectar com a consciência arcturiana para cura e orientação.

Capítulo 7: Curación Energética Arcturiana - Detalha as práticas de cura energética arcturianas, que visam restaurar o equilíbrio energético, remover bloqueos e realinhar os campos sutis para promover a cura física, emocional e espiritual.

Capítulo 8: Uso de Cristales y Geometría Sagrada - Explora o uso de cristais e geometria sagrada na cura arcturiana, demonstrando como essas ferramentas amplificam e direcionam energias curativas para restaurar a harmonia e ativar potenciais.

Capítulo 9: Aromaterapia Arcturiana - Detalha o uso de óleos essenciais na cura arcturiana, demonstrando como seus aromas e frequencias sutis podem reequilibrar o campo energético, liberar traumas e ativar a memoria celular de cura.

Capítulo 10: Técnicas de Respiración Arcturiana - Explora técnicas de respiração como ferramentas para limpar, fortalecer e proteger o campo energético, aprofundando a conexão com a consciência arcturiana e promovendo a cura física e emocional.

Capítulo 11: Imposición de Manos Arcturiana - Detalha a prática da imposição de mãos arcturiana, que canaliza frequências curativas para remover bloqueios, harmonizar chakras e restaurar o equilíbrio energético, promovendo a cura física, emocional e espiritual.

Capítulo 12: Cirugía Psíquica Arcturiana - Explora a técnica de cirurgia psíquica arcturiana, uma intervenção energética que remove bloqueios, traumas e implantes energéticos, restaurando a harmonia e promovendo a cura em níveis profundos da consciência.

Capítulo 13: Viaje Astral y Sanación a Distancia - Explora a capacidade de projetar a consciência para fora do corpo e realizar a cura em planos sutis, expandindo a atuação do terapeuta para além das limitações físicas.

Capítulo 14: Limpieza y Protección Energética - Detalha métodos para purificar e proteger o campo energético de influências externas e internas, garantindo a saúde integral e a clareza da consciência.

Capítulo 15: Reequilibrio del ADN - Aborda o ADN como uma estrutura multidimensional que responde à intenção e à cura energética, incluindo a ativação de códigos de luz para o desenvolvimento de potenciais superiores.

Capítulo 16: Tratamiento de Enfermedades Crónicas - Explora a visão holística das doenças crônicas como desequilíbrios multifatoriais, combinando terapias energéticas com a medicina convencional para uma cura integral.

Capítulo 17: Salud Mental y Emocional - Aborda a saúde mental e emocional como reflexo da harmonia entre mente, emoções e campo energético, utilizando técnicas como meditação, visualização e reprogramação do ADN para restaurar o equilíbrio.

Capítulo 18: Tratamiento del Dolor - Examina o significado energético e emocional do sofrimento físico e psíquico, utilizando técnicas como imposição de mãos, acupuntura energética e aromaterapia para promover a cura integral.

Capítulo 19: Salud de la Mujer - Explora a saúde da mulher em suas diferentes fases, reconhecendo a conexão entre os ciclos biológicos, os ritmos da natureza e o desenvolvimento espiritual.

Capítulo 20: Salud Infantil - Detalha a importância do ambiente familiar, da conexão com a natureza e das práticas energéticas para o desenvolvimento saudável da criança em seus diferentes estágios de crescimento.

Capítulo 21: La Importancia de la Alimentación Consciente - Aborda a alimentação como um ato de conexão com a energia vital dos alimentos, com a natureza e com os próprios ritmos corporais, promovendo saúde e expansão da consciência.

Capítulo 22: Ejercicios Físicos y Movimiento - Explora o movimento consciente como expressão da energia vital, forma de cura e reconexão com a sabedoria do corpo, integrando práticas como yoga, tai chi e dança intuitiva.

Capítulo 23: El Poder del Sueño Reparador - Detalha a importância do sono como portal de regeneração física, energética e espiritual, e as práticas que facilitam a entrada neste estado de profunda restauração.

Capítulo 24: La Curación del Alma y el Propósito de Vida - Aborda a cura da alma como jornada de reconexão com a essência e o propósito de vida, utilizando técnicas como meditação, visualização e autoconhecimento para restaurar a harmonia interior.

Capítulo 25: La Integración con la Medicina Convencional - Discute a sinergia entre a medicina arcturiana e a medicina convencional, criando um modelo de cuidado integral que respeita a complexidade do ser humano e amplia as possibilidades de cura.

Capítulo 26: La Expansión de la Conciencia y la Sanación Planetaria - Explora a expansão da consciência individual como chave para a cura planetária, integrando o ser humano à rede de vida da Terra e promovendo a co-criação de uma realidade mais harmônica.

Capítulo 27: La Ética en la Práctica de la Medicina Arcturiana - Detalha os princípios éticos que guiam a prática da medicina arcturiana, como respeito à soberania do paciente, pureza da intenção e responsabilidade na aplicação das técnicas.

Capítulo 28: La Formación de Terapeutas Arcturianos - Aborda o processo de formação de terapeutas arcturianos, que integra autoconhecimento, desenvolvimento da intuição, práticas energéticas e aprendizado técnico para criar um campo de cura autêntico e responsável.

Capítulo 29: El Futuro de la Medicina Arcturiana - Explora as possibilidades e desafios da medicina arcturiana no futuro, com a integração de tecnologias avançadas, o desenvolvimento da intuição e a criação de comunidades de cura conscientes e interconectadas.

Prólogo

Al sumergirte en las palabras aquí contenidas, no solo encontrarás conceptos y técnicas de curación, sino que serás delicadamente llevado a cuestionar lo que realmente significa estar saludable, equilibrado y pleno. Hay algo pulsando entre cada línea, como una frecuencia ancestral que resuena con lo más íntimo y auténtico dentro de ti. Es como si el propio universo, en su sabiduría silenciosa, decidiera entregar fragmentos de un conocimiento perdido, escondido bajo el polvo de los milenios, solo para aquellos dispuestos a escuchar — y tú eres uno de esos elegidos.

Este no es un libro común sobre medicina integrativa. No ofrece respuestas preparadas ni fórmulas simplistas, sino que revela un mapa, un camino oculto que conecta el cuerpo físico con los flujos cósmicos de energía y consciencia. Nos recuerda que curarse no es solo eliminar síntomas, sino rescatar una alianza sagrada entre el yo interior y la inmensidad vibrante que nos rodea. Cada técnica, cada concepto y cada práctica aquí descrita es una llave. Y cada llave, a su vez, abre portales que llevan a verdades mucho más allá de lo visible y lo mensurable.

¿Te permitirás entrar en contacto con saberes que resuenan desde civilizaciones olvidadas y desde inteligencias cósmicas que silenciosamente velan por el despertar de la humanidad? ¿Tendrás el coraje de abandonar la comodidad de las explicaciones convencionales y sumergirte en el abismo brillante donde ciencia, espiritualidad y misterio se entrelazan como partes de un mismo cuerpo pulsante? Este es el convite que este libro te extiende — y no por casualidad.

Las páginas que siguen guardan secretos susurrados a través de las eras. Hablan de tecnologías de luz, campos vibracionales sutiles y de la ciencia invisible del alma. Revelan el vínculo indisoluble entre cada emoción que atraviesa tu pecho y cada célula que vibra en tu cuerpo. Muestran que tu historia personal, tus creencias e incluso tus silencios son códigos energéticos impresos en tu anatomía sutil, moldeando tu destino físico, mental y espiritual. Este libro no solo presenta este conocimiento — lo activa.

Serás guiado por reflexiones y prácticas que atraviesan el tiempo lineal y las fronteras culturales, conectando saberes ancestrales de la Tierra con el toque refinado de una sabiduría estelar que hace mucho nos observa y espera. Las civilizaciones arcturianas — cuyo nombre puede parecer distante o fabuloso al principio — no son solo parte de una mitología cósmica. Son guardianas de una comprensión tan avanzada que se manifiesta simultáneamente como ciencia y espiritualidad, como tecnología y reverencia. Al abrirte a este saber, no solo accedes a informaciones: te reconectas con partes de ti mismo que el mundo moderno te enseñó a silenciar.

A cada capítulo, a cada práctica sugerida, percibirás algo curioso: el mundo a tu alrededor comenzará a mostrarse diferente. Tus percepciones sutiles se agudizarán, tus emociones se revelarán mensajeras, y tus sueños traerán fragmentos de una memoria cósmica que nunca te abandonó. Este libro no se lee solo con los ojos, sino con los sentidos ampliados y con el campo vibracional del alma. Es un espejo y una semilla. Es un llamado y una iniciación.

Cuidado al subestimar el impacto de estas palabras. Fueron escritas, compiladas y transmitidas con un propósito: despertar en ti el deseo de recordar. Recordar que salud es flujo. Que equilibrio es danza. Y que vivir es, por encima de todo, recordar quién eres antes de las capas y máscaras de lo cotidiano. En este momento, al sostener esta obra entre tus manos, algo ya fue activado. Una frecuencia antigua reconoció tu vibración actual y, silenciosamente, inició el proceso de ajuste.

Leer estas páginas es más que una elección intelectual. Es un pacto energético. Cada palabra, cada concepto, cada técnica es una invitación para que te conviertas en el cocreador consciente de tu propia realidad vibracional. No eres un espectador pasivo de tus dolores y curas. Eres, y siempre fuiste, el alquimista de tu propio cuerpo, de tu mente y de tu alma.

Por lo tanto, permítete. Permítete ir más allá de lo que ya conoces. Permítete abandonar el escepticismo confortable y caminar por este territorio de misterio y luz. Este libro es un mapa, una brújula y una llave maestra. Pero el verdadero portal solo puede ser abierto desde dentro — por ti. Y él ya está esperando.

Que esta lectura sea no solo informativa, sino transformadora. Que cada página sea un espejo donde veas, finalmente, la verdad brillante y oculta de tu propia esencia.

Con respeto y profunda confianza en tu jornada,
Luiz Santos Editor

Capítulo 1
Medicina Integrativa

La medicina integrativa se consolida como un abordaje amplio e innovador, capaz de transformar la forma en que se comprenden, diagnostican y tratan la salud y la enfermedad. Distanciándose de visiones reduccionistas que fragmentan al ser humano en sistemas aislados o en meros síntomas a ser suprimidos, esta propuesta se basa en una visión sistémica e integradora, donde cada dimensión de la existencia — física, emocional, mental, social y espiritual — se conecta e influencia recíprocamente. La salud deja de ser una condición restringida a la ausencia de enfermedades detectables en exámenes de laboratorio y pasa a ser concebida como un estado dinámico de equilibrio, vitalidad y armonía. En este contexto, cuerpo y mente se entrelazan en una danza continua, donde emociones y pensamientos modulan procesos bioquímicos y fisiológicos, y las condiciones físicas reverberan en el universo psíquico. Este modelo integrativo no niega ni sustituye los avances de la medicina convencional, sino que los expande y complementa, incorporando saberes tradicionales, prácticas de autocuidado y una profunda valoración de la singularidad y de la autonomía de cada paciente.

A lo largo de la historia de la humanidad, las prácticas de curación siempre han reflejado la búsqueda del restablecimiento de este equilibrio fundamental. Pueblos ancestrales, en diferentes culturas, desarrollaron sistemas de curación basados en la conexión con la naturaleza, en la observación de los ciclos vitales y en la armonización de las fuerzas internas y externas. Las medicinas tradicionales china, ayurvédica e indígena, por ejemplo, reconocen la intrínseca relación entre cuerpo, mente y espíritu, y comprenden el enfermar como la ruptura de esta armonía esencial. Con el advenimiento de la ciencia moderna, particularmente a partir del siglo XIX, hubo una fragmentación progresiva de esta mirada integradora. El énfasis se desplazó hacia el análisis minucioso de las partes, hacia la objetividad de las evidencias cuantificables y hacia el combate directo a los agentes causantes de enfermedades. Aunque este enfoque haya permitido avances extraordinarios en la comprensión de mecanismos fisiopatológicos y en el desarrollo de tratamientos eficaces, la dimensión subjetiva, simbólica y existencial de la experiencia humana fue, en gran parte, desconsiderada. La medicina integrativa emerge como un contrapunto necesario, rescatando esta mirada ampliada y promoviendo la reintegración de saberes, prácticas y perspectivas que reconocen al ser humano como una unidad compleja e interdependiente.

    Dentro de este horizonte, el cuidado en salud asume un carácter profundamente humanizado y participativo, donde el paciente deja de ser un receptor pasivo de intervenciones y se convierte en un agente activo en el proceso de recuperación y mantenimiento de su bienestar. Este cambio de paradigma implica el reconocimiento de la individualidad biológica, emocional y espiritual de cada persona, así como de su trayectoria de vida, sus valores, creencias, redes de apoyo y contexto sociocultural. Las intervenciones terapéuticas pasan a ser co-construidas en un diálogo respetuoso y colaborativo entre profesionales de la salud y pacientes, integrando tecnologías avanzadas de diagnóstico y tratamiento con prácticas de autocuidado, promoción de estilos de vida saludables y cultivo de conexiones significativas consigo mismo, con los otros y con el ambiente. La medicina integrativa, por lo tanto, no representa una simple suma de técnicas o disciplinas, sino un verdadero cambio de paradigma, donde el objetivo mayor es promover la salud en su sentido más pleno, abarcando bienestar físico, equilibrio emocional, claridad mental, vitalidad social y conexión espiritual — elementos indisociables en la construcción de una vida saludable y plena.

Históricamente, la medicina siempre incorporó elementos de curación natural y espiritual, con curanderos y chamanes que utilizaban hierbas, rituales y otras prácticas para promover el bienestar. Sin embargo, el desarrollo de la medicina científica, a partir del siglo XIX, priorizó el estudio del cuerpo físico y sus enfermedades, relegando a un segundo plano las dimensiones subjetivas de la experiencia humana. La medicina integrativa rescata esta visión ampliada, buscando integrar los conocimientos de la ciencia moderna con la sabiduría ancestral.

La salud, en la perspectiva de la medicina integrativa, no se limita a la ausencia de enfermedad, sino que abarca el bienestar en todas las dimensiones del ser. Un individuo saludable es aquel que experimenta vitalidad, equilibrio emocional, claridad mental y conexión espiritual. La medicina integrativa busca identificar las causas profundas de los desequilibrios, en lugar de solo tratar los síntomas. Para ello, utiliza una variedad de herramientas, desde exámenes de laboratorio y de imagen hasta terapias manuales, meditación, yoga y asesoramiento nutricional.

La interconexión entre cuerpo, mente y espíritu es, sin duda, uno de los pilares centrales que sustentan la propuesta de la medicina integrativa. En este modelo ampliado de cuidado, el cuerpo humano no es visto como una máquina fragmentada, compuesta por sistemas aislados que funcionan de manera independiente. Por el contrario, cada célula, tejido y órgano forma un intrincado mosaico de interdependencias, donde el funcionamiento armónico de una parte reverbera en todo el organismo y, de la misma forma, los desequilibrios en un área específica pueden resonar por todo el sistema. Este entendimiento sistémico permite reconocer que emociones y pensamientos no son meros productos secundarios de la actividad cerebral, sino componentes activos en el campo de la salud, influyendo directamente en la expresión genética, la regulación inmunológica, el equilibrio hormonal y la fisiología como un todo.

La conexión entre mente y cuerpo es especialmente evidente cuando consideramos el impacto del estrés crónico sobre la salud física. El estrés prolongado acciona constantemente el eje hipotálamo-hipófisis-adrenal, desencadenando la liberación excesiva de cortisol, una hormona que, en dosis elevadas y por períodos prolongados, promueve una serie de alteraciones perjudiciales. El sistema inmunológico se debilita, tornando al organismo más vulnerable a infecciones y procesos inflamatorios crónicos. La pared de los vasos sanguíneos sufre con el aumento de la presión arterial y el riesgo cardiovascular crece. El tracto digestivo, a su vez, responde con disturbios funcionales, como gastritis, síndrome del intestino irritable y reflujo gastroesofágico. Así, sentimientos persistentes de ansiedad, angustia y sobrecarga emocional dejan marcas concretas en la estructura y en el funcionamiento corporal, evidenciando cómo las emociones moldean, en tiempo real, la fisiología.

Este flujo de influencias, sin embargo, no es unidireccional. El estado físico también ejerce una poderosa influencia sobre la mente y las emociones. Un cuerpo nutrido adecuadamente, en movimiento regular y con ciclos de sueño reparadores, provee el sustrato biológico necesario para la estabilidad emocional y la claridad mental. Los neurotransmisores responsables por la regulación del humor, como serotonina, dopamina y GABA, dependen directamente de la disponibilidad de nutrientes esenciales, como triptófano, magnesio, omega-3 y vitaminas del complejo B. De la misma forma, el equilibrio del microbioma intestinal, compuesto por trillones de microorganismos que habitan el tracto digestivo, es hoy reconocido como factor determinante para la salud mental. La comunicación bidireccional entre intestino y cerebro, mediada por el nervio vago y por metabolitos bacterianos, integra de manera sofisticada las dimensiones física y psíquica, reafirmando la indivisibilidad del ser humano.

En este contexto, la espiritualidad surge como una dimensión igualmente relevante para la promoción de la salud y de la resiliencia. Lejos de ser comprendida exclusivamente como adhesión a una religión formal, la espiritualidad es reconocida como la búsqueda de sentido, propósito y conexión con algo mayor — sea esa fuerza comprendida como naturaleza, cosmos, humanidad o divinidad. Estudios científicos contemporáneos han demostrado que personas que cultivan prácticas espirituales o poseen un fuerte sentido de propósito presentan niveles más bajos de inflamación sistémica, mayor resistencia al estrés y mejor calidad de vida. Esta conexión con lo trascendente proporciona un cimiento interior capaz de sostener al individuo frente a adversidades, funcionando como un ancla de estabilidad emocional y fuente de motivación para el autocuidado y el mantenimiento de la salud.

Al reconocer que cada persona es única en su constitución física, emocional y espiritual, la medicina integrativa enfatiza la importancia de la personalización de los tratamientos. Esta personalización trasciende la simple elección de medicamentos o técnicas terapéuticas, abarcando una mirada atenta sobre la historia de vida del paciente, sus creencias, valores, traumas, logros, ambiente familiar, red de apoyo y contexto sociocultural. Cada individuo carga consigo una narrativa única, donde salud y enfermedad se entrelazan con las experiencias vividas y con los significados atribuidos a cada una de ellas. En este sentido, el plan terapéutico es construido como una artesanía delicada, donde cada pieza es moldeada en diálogo entre profesional de la salud y paciente, respetando el ritmo, las preferencias y los límites de cada persona.

En esta relación de alianza, el paciente es invitado a asumir un papel activo en su propio proceso de curación. Este protagonismo no significa solamente seguir prescripciones y orientaciones, sino desarrollar autonomía para tomar decisiones informadas sobre su salud, comprender las señales que su cuerpo emite e identificar los factores que promueven o comprometen su bienestar. Este empoderamiento es cultivado por medio de la educación en salud, de la escucha atenta y del fortalecimiento de la confianza mutua entre profesional y paciente, permitiendo que cada persona se reconozca como agente de su propia vitalidad y equilibrio.

La prevención y la promoción de la salud ocupan un lugar central dentro de la medicina integrativa, ampliando el foco más allá del tratamiento de enfermedades ya instaladas. La prevención primaria, por ejemplo, incluye la adopción de hábitos diarios que fortalecen la vitalidad y reducen los riesgos de enfermedad. Entre estos hábitos, la alimentación equilibrada desempeña un papel fundamental. Se recomienda una dieta rica en alimentos naturales y mínimamente procesados, con énfasis en vegetales, frutas, oleaginosas, leguminosas, semillas y pescados ricos en omega-3. La preparación de las comidas puede ser un acto terapéutico en sí, especialmente cuando se realiza de forma consciente y conectada al momento presente.

La actividad física regular complementa este cuidado integrativo, adaptada a las preferencias y condiciones de cada persona. Desde caminatas en medio de la naturaleza hasta prácticas como yoga y tai chi, cada movimiento contribuye al mantenimiento de la flexibilidad, fuerza, circulación y equilibrio emocional.

El sueño reparador es otro pilar innegociable. Crear un ritual nocturno de desaceleración, incluyendo la reducción de estímulos luminosos y electrónicos, la práctica de respiraciones profundas y el uso de infusiones relajantes, como té de manzanilla o hierba luisa, puede auxiliar en la transición hacia un sueño profundo y restaurador.

El manejo del estrés, a su vez, implica el cultivo de prácticas de relajación y autoconocimiento. Técnicas como meditación, respiración consciente y *journaling* ayudan a identificar y procesar emociones, previniendo la acumulación de tensiones que pueden somatizarse en síntomas físicos.

La promoción de la salud sobrepasa la esfera individual y alcanza la dimensión comunitaria. La pertenencia a redes de apoyo — familiares, sociales o espirituales — fortalece la resiliencia y nutre el sentido de conexión, esencial para el bienestar.

Así, la medicina integrativa propone un retorno a lo esencial: cuidar del cuerpo, nutrir la mente y alimentar el espíritu, reconociendo en cada elección cotidiana una oportunidad de reafirmar el compromiso con la vida en su plenitud.

De esta forma, la medicina integrativa reafirma que la salud no es un estado estancado o un destino final, sino un proceso continuo de construcción y reconexión consigo mismo y con el mundo. Al reunir ciencia y tradición, tecnología y escucha, objetividad y subjetividad, este abordaje invita a cada persona a asumir el papel de guardiana de su propia vitalidad, reconociendo que el cuidado genuino nace del respeto a la propia singularidad y a la red invisible que nos liga a todo lo que existe. En este movimiento de reencuentro con lo esencial, la salud deja de ser solamente ausencia de dolor o enfermedad y se torna expresión de un vivir consciente, integrado y pleno de significado.

Capítulo 2
La Civilización Arcturiana y Su Sabiduría

La civilización arcturiana, originaria del sistema estelar de Arcturus, representa una de las culturas más evolucionadas y sofisticadas de la galaxia, tanto en términos tecnológicos como espirituales, presentando un modelo de existencia basado en la armonía absoluta entre ciencia, conciencia y conexión universal. Dotados de una sabiduría que trasciende el conocimiento lineal y fragmentado de las civilizaciones humanas, los arcturianos han desarrollado un sistema de comprensión de la realidad donde la salud, el bienestar y la evolución espiritual se entrelazan de manera indisociable. En su vasto recorrido evolutivo, que abarca millones de años, esta civilización ha construido una sociedad fundamentada en la cooperación plena, en el reconocimiento de la sacralidad de toda forma de vida y en el uso consciente de tecnologías que operan en sintonía con los flujos energéticos universales. Esta perspectiva amplia e integrada permite a los arcturianos comprender la existencia no solo como una secuencia de eventos físicos y temporales, sino como una manifestación continua de frecuencias vibratorias, donde materia, energía y conciencia forman una red dinámica e interconectada, reflejando el equilibrio o la disonancia de cada ser y de cada colectivo en relación con el cosmos.

Esta visión holística ha moldeado profundamente la forma en que los arcturianos comprenden la salud y la cura, transformando el concepto de medicina en algo mucho más amplio que la simple eliminación de síntomas o el combate a agentes patógenos. Para ellos, toda manifestación de desequilibrio en el cuerpo físico es precedida y acompañada por desarmonías en los niveles sutiles de la existencia —campos emocionales, mentales y espirituales que componen la matriz energética de cada individuo—. La enfermedad, por lo tanto, es interpretada como una ruptura del flujo armónico entre el ser y las energías universales que lo sustentan, siendo el proceso de cura mucho más que una corrección mecánica: se trata de una reintegración vibracional, donde la restauración de la salud física es inseparable de la armonización de las emociones, de la purificación de patrones mentales limitantes y de la reactivación de la conexión consciente con la fuente cósmica. Esta comprensión permite que la medicina arcturiana sea profundamente preventiva, actuando en la preservación de la armonía interna y en la manutención del flujo continuo de energía vital antes de que cualquier desarmonía se cristalice en síntomas físicos.

La tecnología desarrollada por los arcturianos refleja esta profunda integración entre ciencia y espiritualidad, incorporando dispositivos de cura que operan en niveles cuánticos y sutiles, capaces de leer, interpretar y modular los campos energéticos de los seres vivos. Sus herramientas utilizan patrones específicos de luz, sonido y geometría sagrada para reorganizar las frecuencias desajustadas, disolver bloqueos energéticos y estimular la regeneración celular a través de procesos vibracionales precisos y no invasivos. Sin embargo, estas tecnologías avanzadas son siempre aplicadas en conjunto con prácticas de expansión de conciencia, autoconocimiento y alineamiento espiritual, reconociendo que la verdadera cura es inseparable del despertar de la conciencia y de la reintegración del individuo en su propósito mayor dentro de la red cósmica de la existencia. Al combinar estos elementos —sabiduría ancestral, tecnologías cuánticas y una filosofía espiritual profundamente integradora—, la civilización arcturiana ofrece a la humanidad no solo técnicas de cura, sino una nueva comprensión de la salud como expresión de la armonía interna y de la conexión consciente con el todo, inaugurando un paradigma en el que ciencia, espiritualidad y medicina convergen para promover la evolución integral del ser.

Originarios de un planeta que orbita la estrella Arcturus, los arcturianos han desarrollado, a lo largo de incontables eras, una sociedad que refleja el ápice de la cooperación consciente, donde cada ser reconoce su importancia única dentro del tejido vivo del colectivo, sin jamás perder la conciencia de su individualidad sagrada. En este ecosistema social, la armonía no es impuesta por reglas rígidas o jerarquías autoritarias, sino que emerge naturalmente de la comprensión profunda de que el bienestar de un único ser reverbera por toda la red social y energética que une a la civilización como un organismo único y vibrante. Esta visión enraizada en la interdependencia entre todos los seres se traduce en prácticas cotidianas donde el respeto por toda forma de vida —desde los organismos microscópicos hasta los seres de mayor complejidad y conciencia— es una expresión natural de su propio entendimiento espiritual. Entre ellos, el concepto de separación entre ciencia y espiritualidad es inexistente, pues para los arcturianos, explorar los mecanismos de la materia y de la energía es solo una forma más de comprender las emanaciones de la propia Fuente Primordial.

La tecnología arcturiana es un reflejo directo de esta fusión entre conocimiento técnico y sabiduría espiritual. Dominando con maestría la manipulación de la energía y de la luz en sus múltiples frecuencias, los arcturianos han desarrollado naves capaces de viajar no solo a través del espacio tridimensional, sino también de penetrar las capas vibracionales que conectan diferentes realidades dimensionales. Sus vehículos atraviesan portales interdimensionales y líneas temporales con fluidez, utilizando campos de contención energética y modulación de frecuencias que hacen obsoleta la propulsión mecánica. Estas mismas tecnologías de manipulación de luz y energía son aplicadas en su medicina, en su arquitectura e incluso en la comunicación telepática, que es el principal medio de interacción entre los miembros de esta civilización.

La comunicación arcturiana, basada esencialmente en telepatía avanzada, va más allá de la simple transmisión de palabras o conceptos. Involucra el intercambio directo de paquetes vibracionales de información, en los cuales pensamientos, emociones, imágenes e incluso memorias completas son intercambiadas instantáneamente, creando una forma de diálogo donde no hay espacio para malentendidos u ocultación de la verdad. Esta transparencia absoluta es la base de su cultura, donde la verdad no es una imposición externa, sino una expresión natural de la integridad vibracional de cada ser.

La espiritualidad, dentro de la civilización arcturiana, ocupa una posición central e integradora. A diferencia de las tradiciones humanas, donde lo espiritual a menudo es visto como algo separado de lo cotidiano, para los arcturianos la evolución de la conciencia es la propia espina dorsal de su existencia. Cada avance tecnológico, cada práctica de cura y cada decisión colectiva es guiada por una búsqueda incesante por la expansión de la percepción y por la integración de nuevas capas de verdad cósmica. La filosofía arcturiana enfatiza que la evolución no es una línea recta hacia algún punto de llegada, sino una espiral ascendente, donde cada ciclo de aprendizaje revela nuevas perspectivas de la misma realidad infinita. La búsqueda de la verdad es, por lo tanto, un acto de rendición amorosa a la infinitud del cosmos, reconociendo que toda verdad es provisoria ante la vastedad de lo desconocido.

Esta conexión íntima entre espiritualidad y salud se manifiesta de manera evidente en sus prácticas de cura, que van mucho más allá de la mera remoción de síntomas físicos. Los arcturianos dominan técnicas avanzadas de cura energética que involucran la lectura, la interpretación y la modulación directa de la energía vital de cada ser. Estas prácticas se basan en la premisa de que toda enfermedad es, antes de cristalizarse en el cuerpo físico, una desarmonía vibracional que recorre los campos emocionales, mentales y espirituales. Al manipular directamente estos campos, los arcturianos son capaces de disolver los patrones distorsionados de energía antes de que se vuelvan lo suficientemente densos como para manifestar síntomas físicos, haciendo que su medicina sea eminentemente preventiva y profundamente transformadora.

Para ellos, cada ser es un campo vibracional único, atravesado por flujos de energía vital que recorren canales sutiles —semejantes a los meridianos descritos en la medicina tradicional china— y convergen en centros de energía que conocemos como chakras. Estos centros energéticos, cada uno con su frecuencia específica, funcionan como puntos de intersección entre el cuerpo físico y los cuerpos sutiles, regulando el flujo de información y energía entre todos los niveles del ser. Cuando estos flujos son bloqueados o perturbados por patrones emocionales cristalizados, creencias limitantes o traumas no resueltos, la armonía interna se rompe y, eventualmente, el desequilibrio se manifiesta como enfermedad en el plano físico. La cura arcturiana consiste, por lo tanto, en restaurar el flujo libre de la energía vital, removiendo los bloqueos y realineando cada chakra para que vuelva a resonar en armonía con la matriz vibracional original del ser.

La tecnología de cura arcturiana refleja esta comprensión sofisticada de la anatomía energética.

Utilizando dispositivos que emiten frecuencias precisas de luz, sonido y patrones geométricos sagrados, los arcturianos son capaces de interactuar directamente con los campos sutiles, disolviendo congestiones energéticas y reconfigurando las estructuras vibracionales que sustentan la salud física y espiritual. Estos dispositivos operan por resonancia, identificando las frecuencias desajustadas y emitiendo pulsos correctivos que restauran el equilibrio original, como si fueran instrumentos afinando una orquesta vibracional. Los mismos principios son aplicados en cámaras de cura, ambientes especialmente preparados donde campos armónicos de luz y sonido crean un espacio de alta coherencia vibracional, permitiendo la regeneración celular y el reequilibrio energético de forma acelerada y no invasiva.

Además de estas tecnologías, los arcturianos también utilizan sus habilidades telepáticas y telequinéticas en el diagnóstico y tratamiento de enfermedades. A través de la telepatía, pueden acceder directamente a los registros energéticos de un ser, leyendo su historia vibracional e identificando los puntos de ruptura y desequilibrio. La telequinesis, aplicada de forma sutil y precisa, permite manipular directamente los flujos energéticos internos, removiendo bloqueos y redirigiendo la energía vital según sea necesario. Estas prácticas, sin embargo, nunca son realizadas de forma invasiva o unilateral; siempre ocurren en colaboración consciente con el propio ser en proceso de cura, respetando su soberanía energética y su libre albedrío.

La filosofía arcturiana recuerda constantemente que la cura verdadera no es un evento aislado, sino un proceso continuo de transformación de la conciencia. La liberación de patrones negativos de pensamiento y comportamiento, la disolución de creencias limitantes y la reconexión con la esencia divina son elementos inseparables de la restauración de la salud integral. Cada acto de cura es, en última instancia, un acto de recordación —una remembranza de quién se es más allá de las máscaras y capas acumuladas a lo largo de la existencia—. Así, la sabiduría arcturiana ofrece no solo técnicas y tecnologías, sino un verdadero camino para la cura integral, donde cuerpo, mente, emoción y espíritu se entrelazan en una danza armónica de autorreconocimiento y despertar.

Integrar esta sabiduría milenaria a la práctica clínica humana no significa rechazar los avances de la medicina convencional, sino expandir sus fronteras. Al reconocer al ser humano como un campo vibracional complejo, en constante diálogo con el cosmos, la medicina arcturiana nos invita a ver la salud como un reflejo directo de la armonía entre el individuo y el flujo universal. Esta integración entre ciencia terrestre y sabiduría arcturiana tiene el potencial de inaugurar una nueva era terapéutica, donde tecnologías avanzadas y prácticas espirituales convergen para promover la cura en todos los niveles, transformando no solo la medicina, sino la propia comprensión de la vida y de la existencia.

En este vasto horizonte de posibilidades, la sabiduría arcturiana nos invita a recordar que la verdadera evolución no reside solo en la acumulación de conocimiento técnico o en el dominio de las fuerzas externas, sino en la capacidad de alinear nuestro campo vibracional personal al ritmo pulsante del cosmos, restaurando el flujo natural entre el ser y la fuente primordial de toda existencia. Al comprender que cada síntoma es un lenguaje del espíritu y cada cura, una expansión de la conciencia, damos los primeros pasos para transformar la medicina —y la propia jornada humana— en un camino de retorno a la unidad esencial, donde ciencia y espiritualidad no se oponen, sino que se entrelazan como expresiones complementarias de la misma verdad infinita.

Capítulo 3
Energía y Curación

La energía, comprendida como el sustrato esencial que impregna toda la creación, establece la base para una visión ampliada e integradora de la salud y la curación, uniendo tradiciones ancestrales, descubrimientos de la física moderna y sabidurías cósmicas que trascienden la experiencia humana. Cada ser, cada organismo y cada estructura existente en el universo material es, en su esencia, una configuración específica de energía vibrando en determinada frecuencia, interactuando continuamente con los campos sutiles que forman la trama invisible de la realidad. En el contexto del cuerpo humano, esta energía se manifiesta en diferentes niveles — desde el flujo bioeléctrico que recorre los sistemas nervioso y celular, hasta los campos energéticos más sutiles, como el aura y los vórtices vibracionales conocidos como chakras. La salud, por lo tanto, emerge como un reflejo directo de la armonía energética, del flujo despejado y equilibrado de esta fuerza vital, que nutre órganos, células y sistemas, y al mismo tiempo interactúa con emociones, pensamientos y estados de conciencia, componiendo una dinámica inseparable entre cuerpo, mente y espíritu.

La medicina integrativa, al reconocer la energía como fundamento de la vida y de la salud, reintroduce en la práctica clínica una sabiduría que estuvo presente en innumerables tradiciones ancestrales, desde las medicinas tradicionales de la India y de la China, hasta los sistemas de curación chamánicos de diversos pueblos originarios. Todas esas tradiciones convergen en la comprensión de que el equilibrio energético es esencial para el mantenimiento de la salud y que los disturbios energéticos preceden, acompañan o incluso desencadenan los síntomas físicos y emocionales. En el sistema humano, los chakras funcionan como centros reguladores que procesan y distribuyen energía vital para los diversos órganos y tejidos, mientras que los meridianos forman canales de circulación energética que interconectan las diferentes partes del organismo, creando una red invisible de comunicación e integración. Cualquier bloqueo, deficiencia o exceso de energía en estos sistemas puede reflejarse en malestar físico, desequilibrio emocional o confusión mental, exigiendo intervenciones que restauren la libre circulación y la armonía vibracional.

Los arcturianos, con su avanzada comprensión de la energía como esencia primordial de toda la creación, expanden aún más esta visión al integrar ciencia y espiritualidad en un único campo de conocimiento. Para esta civilización cósmica, la energía vital no es solo el cimiento de la salud individual, sino también la matriz vibratoria que conecta cada ser al flujo universal de la existencia. En su medicina energética, cada proceso terapéutico visa no solo a la restauración del flujo interno de energía, sino a la reintegración del ser con el campo cósmico mayor, restableciendo la coherencia vibratoria entre el individuo y el universo. Técnicas como la manipulación directa de campos de luz, el uso de geometrías sagradas y la aplicación de frecuencias sonoras específicas son empleadas para disolver patrones de desequilibrio, estimular procesos de regeneración celular y despertar estados expandidos de conciencia. Al aliar tecnología vibracional de alta precisión con una profunda sabiduría espiritual, los arcturianos ofrecen a la humanidad no solo nuevas herramientas terapéuticas, sino también una visión renovada de la salud como un estado de alineamiento vibracional profundo, donde cuerpo, mente, espíritu y cosmos se entrelazan en una danza armoniosa de luz y energía.

 El cuerpo humano se revela como un sistema energético de intrincada complejidad, donde cada elemento físico encuentra su correspondencia sutil en flujos de energía que recorren y sustentan la totalidad del organismo. En esta arquitectura vibracional, los centros de energía, conocidos como chakras, cumplen una función esencial, actuando como vórtices que captan, procesan y distribuyen la energía vital para cada órgano, tejido y sistema corporal. Estos chakras, dispuestos a lo largo de la columna vertebral en una secuencia ascendente que va de la base del cuerpo hasta la cima de la cabeza, forman una verdadera espina dorsal energética, un puente invisible entre lo físico y lo sutil, entre la materia densa y las capas más etéreas del ser.

Interconectando estos centros vibracionales, se encuentra una red de canales energéticos conocida en diversas tradiciones como meridianos. Estos canales actúan como conductores que garantizan la libre circulación de la energía vital por todo el organismo, creando una red continua de comunicación entre diferentes partes del cuerpo y permitiendo que las señales sutiles de vitalidad, equilibrio o desequilibrio se esparzan de forma instantánea por este sistema integrado. En armonía, estos flujos garantizan vitalidad, claridad mental y estabilidad emocional, sustentando el bienestar global del ser humano. Cuando esta armonía se rompe, sea por bloqueos, excesos o deficiencias energéticas, el cuerpo físico, las emociones e incluso la mente comienzan a manifestar señales de este desequilibrio, apuntando la necesidad de restablecer el flujo libre y equilibrado de la energía.

La energía vital, ese soplo esencial que anima la materia y sustenta la vida en sus múltiples manifestaciones, es reconocida por diferentes tradiciones con nombres distintos, pero complementarios. En la antigua tradición india, ella es llamada prana, la fuerza cósmica que impregna todo y nutre cada célula, cada pensamiento, cada latido del corazón. En la medicina china, ella es conocida como chi, el aliento sutil que circula por los meridianos y equilibra yin y yang, los principios complementarios de la existencia. Sea como prana o como chi, esta energía primordial es absorbida de diversas fuentes naturales, en un proceso continuo de intercambio y nutrición. El aire que respiramos está impregnado de esta fuerza sutil, así como los alimentos que ingerimos, especialmente aquellos frescos, vivos y cultivados con respeto a la naturaleza. La luz solar, en su radiación plena, también es un canal directo de prana, nutriendo no solo la piel, sino también las capas más sutiles del ser, reabasteciendo directamente los campos energéticos que envuelven el cuerpo físico.

El flujo constante y equilibrado de esta energía a través de los chakras y meridianos es lo que garantiza la vitalidad y la salud integral. Cada chakra, al recibir e irradiar energía, alimenta los órganos y tejidos correspondientes, mientras que los meridianos funcionan como ríos vibracionales que distribuyen esa fuerza vital por todo el cuerpo. Este delicado equilibrio es dinámico, sujeto a las influencias internas y externas, respondiendo a los estados emocionales, a los pensamientos, a la calidad de los ambientes frecuentados y a los hábitos de vida. Cuando este flujo es interrumpido, obstruido o desviado — sea por tensiones emocionales acumuladas, por traumas físicos o por patrones mentales limitantes — surgen los primeros signos de incomodidad y desarmonía. La enfermedad, así, raramente es un fenómeno aislado; ella surge como la expresión final de un desequilibrio energético que, muchas veces, comenzó mucho antes de volverse visible en el cuerpo físico.

Las emociones, a su vez, ejercen una influencia profunda sobre este campo energético. El estrés crónico, fenómeno tan presente en la vida moderna, tiene el poder de contraer los flujos energéticos, endurecer los meridianos y perturbar la rotación natural de los chakras. Esta compresión energética afecta directamente el sistema nervioso, los sistemas hormonales e inmunológicos, abriendo camino para síntomas como fatiga persistente, insomnio, dolores de cabeza recurrentes y disturbios digestivos. De la misma forma, emociones negativas intensas — como rabia, miedo o tristeza profunda — no solo afectan la psique, sino que también dejan sus impresiones densas en los campos energéticos, creando áreas de bloqueo y estancamiento que, con el tiempo, pueden manifestarse como tensiones musculares crónicas, dolores inexplicables o incluso patologías orgánicas.

La mente, en su danza incesante de pensamientos y creencias, es otro agente determinante para la salud vibracional. Pensamientos recurrentes de autocrítica, creencias limitantes sobre el propio valor o sobre la naturaleza de la realidad crean formas-pensamiento que se instalan en los campos sutiles como patrones cristalizados. Estos patrones, a su vez, afectan el libre flujo de la energía vital, alterando la frecuencia vibratoria del ser y predisponiéndolo a desequilibrios tanto emocionales como físicos. La salud mental, por lo tanto, es inseparable de la salud energética, siendo ambas caras de una misma realidad indivisible.

Dentro de este panorama, los arcturianos ofrecen una perspectiva ampliada y profundamente sofisticada sobre la naturaleza de la energía y sus aplicaciones terapéuticas. Comprendiendo la energía como el tejido vibratorio fundamental que une todo el cosmos, ellos ven la curación como un proceso de restauración de la frecuencia natural de cada ser, devolviéndolo a su resonancia original de armonía y coherencia. Sus técnicas avanzadas de curación energética combinan ciencia vibracional de precisión con una profunda comprensión espiritual de la naturaleza del ser. Al trabajar directamente con la energía vital, los arcturianos disuelven bloqueos, restauran la fluidez de los chakras y meridianos, y promueven un realineamiento integral del campo energético, de modo que el cuerpo, la mente y el alma vuelvan a pulsar al unísono.

La base de la curación energética arcturiana reside en la intención consciente y en la visualización creativa, herramientas que, para ellos, son tan concretas como cualquier procedimiento físico. El terapeuta arcturiano inicia cada proceso curativo concentrando su conciencia en una intención precisa de curación, moldeando el campo vibratorio alrededor del paciente con ese propósito claro. La visualización entra como un complemento esencial, permitiendo que imágenes mentales de armonía, luz y regeneración sean proyectadas directamente sobre los campos energéticos en desequilibrio. Estas imágenes vibratorias no son meras creaciones subjetivas, sino moldes energéticos que reorganizan los flujos internos, como si cada imagen fuera una llave de activación para los procesos de curación.

En algunas situaciones, los arcturianos utilizan las propias manos para canalizar energía directamente para áreas específicas del cuerpo o del campo áurico, actuando como conductores conscientes de la energía cósmica. En otros casos, recurren a dispositivos tecnológicos sofisticados, capaces de emitir frecuencias específicas de luz y sonido adaptadas a diferentes patrones de desequilibrio. Estos dispositivos funcionan como instrumentos de afinación vibracional, ajustando cada chakra, cada meridiano y cada célula a su frecuencia ideal. Independientemente de la técnica aplicada, el objetivo central de la medicina arcturiana es siempre el mismo: despertar en el propio paciente su capacidad innata de autocuración, activando mecanismos de regeneración celular, fortaleciendo la inmunidad natural y restaurando la conexión plena entre el ser y su esencia vibratoria más pura.

La curación, para los arcturianos, no es un acto externo impuesto al paciente, sino un proceso colaborativo de recordar y reinstaurar la armonía original. Al restaurar el flujo de energía vital, disolver bloqueos emocionales y reconfigurar patrones mentales limitantes, el ser humano es reconducido a su estado natural de salud integral — un estado de alineamiento donde cuerpo, mente y espíritu danzan juntos en el mismo ritmo vibratorio que resuena, en resonancia perfecta, con la propia música del cosmos.

Así, la energía se revela no solo como un concepto abstracto o una fuerza invisible, sino como el cimiento primordial de toda experiencia de curación, autoconocimiento y evolución. Cada flujo energético restaurado es más que un ajuste físico: es una recordación vibracional de la esencia divina que habita cada ser, una sutil reconfiguración que permite que cuerpo, mente y espíritu vuelvan a expresar su melodía única en el concierto infinito de la existencia. En este campo de infinitas posibilidades, donde ciencia, espiritualidad y conciencia se entrelazan, la curación se torna un camino de retorno al estado natural de armonía, donde el ser humano no solo existe, sino que vibra en plena sintonía con el corazón pulsante del universo.

Capítulo 4
Los Chakras y la Salud

Los chakras constituyen un sofisticado sistema energético que trasciende la simple noción de centros estáticos de energía, siendo comprendidos como vórtices dinámicos en constante interacción con el cuerpo físico, la mente, las emociones y los campos espirituales que componen la totalidad del ser humano. Cada chakra opera como un punto de convergencia y distribución de la energía vital, absorbiendo, procesando e irradiando frecuencias que reflejan e influencian el estado de salud y el equilibrio emocional y espiritual. En su función primordial, los chakras actúan como puentes entre la dimensión física y las esferas sutiles de la conciencia, conectando el organismo a las fuerzas cósmicas y a las energías telúricas que fluyen de la propia matriz planetaria. Esta interconexión continua garantiza no solo el funcionamiento orgánico, sino también la expresión de las emociones, la claridad mental, el despertar intuitivo y la conexión con propósitos más elevados, evidenciando la salud como una expresión de la armonía entre los niveles material, psíquico y espiritual de la existencia.

La armonía y la vitalidad de cada chakra son moldeadas por experiencias personales, patrones emocionales, creencias y hábitos de vida, siendo estos centros energéticos altamente sensibles al ambiente, a las relaciones y a los procesos internos de cada individuo. Cuando un chakra funciona en equilibrio, su rotación es fluida y su capacidad de captar y distribuir energía vital se refleja en salud física, estabilidad emocional y claridad mental. Sin embargo, bloqueos, sobrecargas o deficiencias energéticas en estos centros pueden generar disturbios en diferentes áreas de la vida, desencadenando síntomas físicos específicos y promoviendo patrones emocionales repetitivos que reflejan la desarmonía interna. Un chakra cardíaco bloqueado, por ejemplo, puede manifestarse tanto en dificultades respiratorias o cardíacas como en dificultades de establecer vínculos afectivos genuinos, mientras que el desequilibrio del chakra de la garganta puede perjudicar tanto la expresión creativa como la salud de la tiroides, ilustrando la profunda interdependencia entre los cuerpos físico, emocional y energético.

Dentro de la perspectiva arcturiana, los chakras son vistos no solo como centros energéticos individuales, sino como puntos de conexión entre el ser y la vasta red cósmica de inteligencia y energía que permea todo el universo. Cada chakra es un portal vibracional que conecta la conciencia individual a las matrices energéticas planetarias y galácticas, permitiendo el intercambio constante de informaciones y frecuencias entre el microcosmos humano y el macrocosmos universal. Los arcturianos, maestros en la lectura y manipulación de estas energías sutiles, utilizan tecnologías avanzadas para escanear, diagnosticar y restaurar el funcionamiento armónico de los chakras, empleando dispositivos de emisión de luz coherente y frecuencias sonoras específicas, capaces de disolver bloqueos, reorganizar flujos energéticos y recalibrar la vibración de los centros afectados. Este abordaje, asociado al desarrollo de la autoconciencia y a la expansión espiritual, permite no solo el restablecimiento de la salud física, sino también el realineamiento del individuo con su esencia superior y con su propósito evolutivo, transformando la cura en un proceso de reintegración cósmica, donde cuerpo, alma y universo vuelven a pulsar en resonancia armónica.

La tradición oriental, en su sabiduría milenaria, reconoce e identifica siete chakras principales, dispuestos en una línea ascendente a lo largo de la columna vertebral, desde la base hasta la cima de la cabeza. Cada uno de estos centros energéticos posee un color predominante, una vibración específica, está relacionado a un elemento de la naturaleza, corresponde a una glándula y a órganos específicos e influencia aspectos fundamentales de la experiencia humana, formando un mapa energético que refleja y rige el equilibrio físico, emocional, mental y espiritual.

El primer chakra, conocido como Muladhara o chakra raíz, se encuentra localizado en la base de la columna, cerca del cóccix. Su color es el rojo, y su elemento es la tierra. Representa el fundamento de la existencia, asociado a la supervivencia, a la seguridad y a la conexión con las fuerzas telúricas de la Tierra. Este chakra es la base del instinto de preservación, regulando la relación del individuo con la materia, el cuerpo físico y la sensación de pertenencia al mundo. Cuando está equilibrado, el Muladhara sustenta la sensación de seguridad básica, estabilidad material y confianza para lidiar con los desafíos de la vida. Cuando está desequilibrado, se manifiesta a través de miedos irracionales, inseguridad constante, dificultades financieras e incluso problemas en los huesos, en las piernas y en el sistema excretor.

Ascendiendo por la columna, se encuentra el segundo chakra, el Svadhisthana, localizado en la región pélvica, debajo del ombligo. Asociado al color naranja y al elemento agua, rige la creatividad, la sexualidad y el flujo natural de las emociones. Este centro energético es el responsable del placer, por la sensualidad y por la capacidad de adaptación a los cambios. Cuando está en armonía, el Svadhisthana proporciona placer saludable, expresión creativa y relaciones íntimas fluidas y nutritivas. Sin embargo, cuando hay bloqueos, puede surgir represión sexual, culpa, frialdad emocional o inestabilidad afectiva, así como problemas en los órganos reproductores y en el sistema urinario.

Luego arriba, reposa el tercer chakra, Manipura, localizado en el plexo solar, región arriba del ombligo. Su color es el amarillo vibrante y su elemento es el fuego. Ese es el centro del poder personal, de la fuerza de voluntad y de la autoestima. Manipura es la llama interior que impulsa la autoconfianza, la capacidad de tomar decisiones y la habilidad de manifestar intenciones en el mundo material. En equilibrio, este chakra se traduce en fuerza interior, autonomía y una autoestima saludable. Por otro lado, cuando está desalineado, puede generar baja autoconfianza, pasividad excesiva o autoritarismo, además de disturbios digestivos, úlceras y problemas en el hígado y en el páncreas.

En el centro del pecho, encontramos el cuarto chakra, Anahata, el chakra del corazón. Su color es el verde, y su elemento es el aire. Él es el punto de equilibrio entre los tres chakras inferiores, ligados a la materia, y los tres superiores, ligados al espíritu. Anahata es la morada del amor incondicional, de la compasión y de la cura. Cuando está armonizado, permite la expresión plena de sentimientos, la construcción de relaciones saludables y la capacidad de perdonar. Desequilibrios en este chakra pueden generar bloqueos emocionales, dificultades en confiar y abrirse, miedo al rechazo y problemas cardíacos o respiratorios.

Subiendo a la garganta, encontramos el quinto chakra, Vishuddha, cuyo color es el azul claro y cuyo elemento es el éter. Es el centro de la comunicación, de la expresión auténtica y de la creatividad verbal. Vishuddha gobierna la capacidad de expresar pensamientos, emociones y verdad interior. En armonía, él permite que la expresión fluya con claridad y creatividad. Cuando está bloqueado, puede resultar en miedo a hablar, dificultad en expresarse o exceso de verborrea defensiva, además de problemas en la tiroides, garganta y cuerdas vocales.

Entre las cejas, en el centro de la frente, reposa el sexto chakra, Ajna, el chakra del tercer ojo. Su color es el índigo y su elemento es la luz. Él es el centro de la intuición, de la sabiduría interior y de la visión más allá de las apariencias. Ajna regula la claridad mental, la capacidad de ver la verdad y la conexión con la intuición. Cuando está en equilibrio, proporciona insights profundos, discernimiento y claridad. Si está bloqueado, puede causar confusión mental, exceso de racionalismo o desconexión intuitiva, además de cefaleas, problemas oculares y disturbios del sueño.

En la cima de la cabeza, se encuentra el séptimo chakra, Sahasrara, el chakra de la corona. Representado por el color violeta o blanco, y asociado al elemento conciencia pura, Sahasrara conecta el individuo a lo divino y a la comprensión espiritual. Es el punto donde el yo individual encuentra el infinito, donde la percepción limitada se disuelve en la conciencia cósmica. En armonía, este chakra permite una sensación de conexión con el todo, paz interior y comprensión profunda de la vida. Cuando está desalineado, puede generar sensación de vacío existencial, desconexión espiritual o fanatismo dogmático.

El equilibrio de estos centros es esencial para el mantenimiento de la salud física, emocional y mental. Cuando uno o más chakras presentan excesos o deficiencias de energía, los síntomas se manifiestan en múltiples niveles, desde dolores físicos y enfermedades específicas hasta patrones emocionales repetitivos y crisis existenciales. El desequilibrio del Muladhara puede reflejarse en miedos crónicos e inseguridad financiera. En el Anahata, problemas de relacionamiento y aislamiento emocional. Y en el Sahasrara, la falta de propósito y desconexión espiritual.

La armonización de los chakras puede ser alcanzada por medio de prácticas integrativas que unen cuerpo, mente y espíritu. La meditación guiada, por ejemplo, es una herramienta poderosa. Para practicarla, siéntese confortablemente en un ambiente tranquilo, cierre los ojos y visualice cada chakra como una esfera de luz vibrante, desde la base de la columna hasta la cima de la cabeza. Inspire profundamente y, a cada expiración, imagine la luz de estos centros expandiéndose y armonizándose. Repita por 10 a 15 minutos.

La práctica de yoga, con posturas específicas, también favorece el alineamiento energético. Posiciones de anclaje, como la Postura de la Montaña (Tadasana), activan el Muladhara, mientras que posturas de apertura del pecho, como la Postura del Camello (Ustrasana), estimulan el Anahata. La respiración consciente (Pranayama), con foco en la fluidez de la energía vital, completa el proceso.

El uso de cristales es otra práctica eficaz. Para armonizar cada chakra, escoja piedras correspondientes: jaspe rojo para el Muladhara, cornalina para el Svadhisthana, citrino para el Manipura, cuarzo verde para el Anahata, aguamarina para el Vishuddha, amatista para el Ajna y cuarzo blanco para el Sahasrara. Posicione el cristal sobre el chakra correspondiente durante meditaciones o úselos como accesorios próximos al cuerpo.

La aromaterapia también ofrece soporte vibracional a través de aceites esenciales. Ponga una gota de aceite esencial específico en su difusor o dilúyalo en aceite vegetal y aplique suavemente sobre el chakra deseado. Use vetiver para el chakra raíz, naranja dulce para el sacral, limón para el plexo solar, rosa para el cardíaco, menta para la garganta, lavanda para el tercer ojo y olíbano para la corona.

Además de las prácticas tradicionales, la medicina arcturiana adiciona una dimensión cósmica a la armonización. Utilizando telepatía y telequinesis, los arcturianos son capaces de escanear los campos sutiles e identificar puntos de desequilibrio. Por medio de la emisión de haces de luz coherente y frecuencias específicas, ajustan la rotación y la vibración de cada chakra, promoviendo un realineamiento profundo que restablece el flujo natural de energía y la reconexión con la conciencia superior.

Estos abordajes, combinados, permiten que el individuo no solo restaure su salud, sino reabra canales de comunicación con su esencia y con la inteligencia cósmica que permea la existencia, realineando cuerpo, mente y espíritu en una danza armónica con el universo.

De esta forma, los chakras dejan de ser apenas conceptos místicos o elementos simbólicos de una tradición distante y se tornan mapas vivos, capaces de revelar la historia energética de cada ser y orientar su proceso de cura y autoconocimiento. Cuando reconocemos que cada emoción, cada elección y cada vivencia imprime su marca en este sistema vibracional, entendemos que armonizar los chakras es, antes de todo, un acto de reconexión con nuestra propia esencia, una invitación para rescatar la fluidez original de la vida y restaurar el diálogo entre nuestros aspectos físicos, emocionales y espirituales. Al cuidar de los chakras, cuidamos de la totalidad del ser, abriendo espacio para que salud, claridad y propósito florezcan naturalmente, como expresión de un alineamiento profundo entre lo humano y lo divino, entre la materia y la luz, entre el pulsar interno y el ritmo cósmico que nos envuelve y nos sustenta.

Capítulo 5
La Conexión con la Naturaleza

La conexión entre el ser humano y la naturaleza constituye una relación ancestral, visceral e indisociable, donde cada elemento natural actúa como espejo y extensión de la propia esencia humana. Más que un escenario externo que sirve de telón de fondo para la vida, la naturaleza es la matriz primordial que nutre, inspira, cura y conecta al individuo a la red viva y pulsante del planeta. Cada hoja, río, montaña y ser vivo carga una firma energética singular, una vibración única que resuena con diferentes aspectos del cuerpo y del alma. La armonía entre el ser humano y su ambiente natural no es solo una cuestión de bienestar físico o esparcimiento ocasional, sino una necesidad vital para la preservación de la salud integral, del equilibrio emocional y del fortalecimiento de la espiritualidad. Este vínculo profundo, tantas veces ignorado por la vida moderna, carga en sí el potencial de restaurar la energía vital, calmar la mente sobrecargada y despertar la percepción de pertenencia e interdependencia con el todo, promoviendo una cura que sobrepasa el cuerpo y alcanza la propia esencia existencial.

La interacción constante con elementos naturales activa procesos bioquímicos y energéticos que sostienen la salud y la vitalidad. El simple acto de caminar descalzo sobre la tierra permite que el cuerpo libere cargas electromagnéticas acumuladas y se alinee con el campo energético de la Tierra, proceso conocido como "aterramiento" o "grounding", que reduce inflamaciones, regula ritmos biológicos y fortalece el sistema inmunológico. La exposición a la luz solar, además de estimular la síntesis de vitamina D, modula la producción de neurotransmisores como serotonina y melatonina, influenciando directamente el humor, el sueño y la estabilidad emocional. El contacto con el agua corriente, sea en ríos, mares o cascadas, purifica no solo el cuerpo físico, sino también los campos sutiles, disolviendo tensiones energéticas y promoviendo renovación y claridad mental. Cada uno de estos elementos naturales —tierra, agua, fuego y aire— actúa como un agente curador por excelencia, ajustando los flujos internos de energía, disolviendo bloqueos y facilitando la autorregulación orgánica y emocional.

Más allá de los beneficios físicos y psíquicos, la conexión con la naturaleza abre portales de percepción espiritual, rescatando una sabiduría instintiva e intuitiva que se remonta a los primeros pueblos de la Tierra. La contemplación de los ciclos naturales —el amanecer y el atardecer, las fases de la luna, el florecer y el marchitarse de las estaciones— ofrece lecciones profundas sobre renovación, entrega e impermanencia. Al observar estos ritmos, el ser humano es invitado a alinear sus propios ciclos internos con los flujos mayores de la vida, reconociéndose como parte de una trama sagrada donde cada ser, visible e invisible, desempeña un papel esencial en el equilibrio del todo. Esta percepción, profundamente enraizada en las culturas indígenas e igualmente comprendida por los arcturianos, revela que la verdadera cura no es un evento aislado que ocurre solo en el cuerpo físico, sino un proceso continuo de reintegración del individuo a la matriz viva de la existencia. En la visión arcturiana, la naturaleza es tanto maestra como medicina, y la capacidad de interactuar conscientemente con sus fuerzas e inteligencias es uno de los pilares para la cura plena, la expansión de la conciencia y la evolución espiritual.

La naturaleza, en su abundancia generosa y ancestral, ofrece un verdadero tesoro de recursos curativos que atraviesan milenios y culturas, formando un lazo invisible entre la tierra y aquellos que de ella dependen para sostener la vida y la salud. Entre esos presentes naturales, las plantas medicinales ocupan un lugar destacado. Usadas desde tiempos inmemoriales por pueblos indígenas, chamanes, curanderos y curanderas alrededor del mundo, ellas cargan en sus fibras, savias y aromas, propiedades capaces de restaurar el equilibrio físico y energético del cuerpo humano. Cada planta, con su firma vibracional única, posee una sabiduría propia, una especie de inteligencia viva que actúa de forma sutil y poderosa, tratando desde molestias físicas más simples hasta procesos de cura espiritual más profundos.

Preparar infusiones, tinturas y emplastos a partir de estas plantas es, en sí, un acto de conexión y reverencia a la tierra. El simple proceso de cosechar hojas frescas al amanecer, lavar con agua corriente y preparar un té aromático ya se configura como un ritual de cura, donde cuerpo, mente y espíritu se entrelazan en armonía. Para una infusión básica, por ejemplo, basta hervir 500 ml de agua pura, apagar el fuego y agregar una cucharada sopera de hojas secas o frescas de la planta elegida. Tapar el recipiente y dejar en infusión por cerca de 10 minutos, permitiendo que las propiedades terapéuticas se integren al agua. Colar y beber, preferiblemente en pequeños sorbos y con presencia plena, sintiendo el calor, el aroma y la energía de la planta nutriendo cada célula del cuerpo.

Los cristales, por su parte, son fragmentos de la memoria mineral del planeta, guardianes silenciosos de frecuencias e informaciones que resuenan desde la formación de la corteza terrestre. Utilizados ampliamente en las tradiciones esotéricas y también reverenciados en la medicina arcturiana, los cristales poseen la capacidad de actuar directamente sobre los centros energéticos del cuerpo, los chakras, armonizándolos y restableciendo la circulación saludable de la energía vital. Cada cristal, con su color, composición y estructura vibracional, se alinea a una necesidad específica, funcionando como un puente entre los campos sutiles y el cuerpo físico.

Para armonizar los chakras en un ritual simple, es posible acostarse cómodamente, preferiblemente en un espacio tranquilo en contacto con la naturaleza o con elementos naturales próximos, como plantas y fuentes de agua. La respiración debe ser lenta y profunda, conduciendo la mente para un estado de relajación receptiva. Enseguida, cristales específicos pueden ser posicionados sobre cada chakra: amatista para el chakra coronario, sodalita o lapislázuli para el frontal, aguamarina para el laríngeo, cuarzo rosa para el cardíaco, citrino para el plexo solar, cornalina para el sacro y jaspe rojo u obsidiana para el chakra raíz. Permanecer acostado por cerca de 15 a 20 minutos, permitiendo que la energía de los cristales actúe y reequilibre los centros energéticos.

El agua, ese elemento primordial y sagrado, es más que un compuesto químico esencial para la vida. Ella es memoria fluida de la tierra, vehículo de purificación, renovación y flujo constante de energía. En los rituales de cura y reconexión, sea en el contexto de la medicina arcturiana o en las tradiciones ancestrales de la Tierra, el agua ocupa un lugar central. Bañarse en aguas naturales —sea en ríos cristalinos, cascadas pulsantes o mares salinos— va más allá de la limpieza física; es un acto simbólico y energético de liberar tensiones acumuladas, disolver bloqueos emocionales y devolver al flujo de la vida aquello que no nos sirve más.

En casa, es posible recrear ese contacto sagrado con el agua a través de baños terapéuticos. Para eso, llenar una bañera o recipiente con agua tibia y agregar un puñado generoso de sal gruesa para purificación energética. Se puede complementar el baño con hierbas frescas o secas, como lavanda, romero o albahaca, y gotas de aceites esenciales de acuerdo con la necesidad del momento. Al entrar en el agua, el cuerpo debe ser completamente inmerso, y la respiración conducida de forma consciente, invitando al elemento agua a llevarse consigo toda tensión, miedo o energía estancada. Permitirse quedar en silencio por algunos minutos, escuchando apenas el sonido de la propia respiración y del contacto suave del agua con la piel, creando una meditación fluida y restauradora.

El aire puro, ese soplo vital invisible que nos envuelve, carga consigo la memoria del viento, de los campos abiertos y de los bosques ancestrales. Respirar profundamente en ambientes naturales no es solo un acto fisiológico, sino una invitación a nutrirse de la energía viva y vibrante que circula entre los árboles, las montañas y los valles. Cada inspiración consciente trae para dentro del cuerpo no solo oxígeno, sino partículas de vida, de memoria planetaria, de renovación celular. Ese simple acto, cuando realizado de forma plena y presente, tiene el poder de calmar la mente, regular las emociones y fortalecer la vitalidad general.

Integrar esa práctica al cotidiano puede ser algo simple, como reservar momentos diarios para caminar en parques o áreas verdes, respirando con atención, percibiendo la textura del aire, el perfume sutil de la vegetación y la danza de los elementos en movimiento. Incluso en las rutinas urbanas más intensas, abrir una ventana por la mañana, cerrar los ojos e inspirar lentamente, reconociendo el aire como un regalo de la vida, ya es una forma de honrar esa conexión.

La luz solar, esa fuente inagotable de energía y conciencia, es mucho más que apenas calor e iluminación. Ella es un código de información cósmica, portadora de frecuencias que activan procesos biológicos, emocionales y espirituales. La exposición responsable a la luz del sol, especialmente en las primeras horas de la mañana o en los momentos suaves del atardecer, nutre el cuerpo con vitamina D, regula los ciclos circadianos y equilibra la producción de hormonas y neurotransmisores como serotonina y melatonina, impactando directamente el humor, el sueño y el bienestar general.

La conexión con la naturaleza, por lo tanto, no se resume a momentos esporádicos de esparcimiento o contemplación pasiva. Ella es una práctica activa y continua de realineación con la inteligencia mayor de la vida, donde cada elemento —plantas, cristales, agua, aire y luz— actúa como puente y espejo entre el ser y el todo. A cada paso descalzo sobre la tierra, a cada inmersión en aguas vivas, a cada inspiración profunda y baño de sol, el cuerpo físico se regenera, la mente se calma y el alma se acuerda de su origen divino y terrestre.

La medicina arcturiana, en su sabiduría cósmica, comprende esa integración como parte fundamental de la cura plena. Para los arcturianos, la salud verdadera nace del equilibrio entre el cuerpo físico, los campos sutiles y la relación consciente con los elementos naturales. Ellos enseñan que cada planta tiene un alma, cada cristal es una conciencia guardiana, cada fuente de agua es un portal de renovación, y que aprender a escuchar esas voces es reencontrar el camino para el equilibrio interior. Así, sus prácticas de cura incluyen el uso de plantas medicinales específicas para cada desequilibrio energético, cristales cuidadosamente seleccionados para armonizar los campos sutiles y rituales de reconexión con los elementos naturales para restaurar el flujo de la energía vital.

Traer esa sabiduría ancestral y cósmica para el cotidiano es un acto de reconciliación con la esencia de quienes somos. Caminar en bosques, cultivar un pequeño jardín, bañarse en ríos y mares, observar el cielo estrellado, plantar y cosechar los propios alimentos —cada gesto simple es un lazo que se rehace en la gran red de la vida. Y así, al honrar la naturaleza en sus múltiples expresiones, honramos también nuestra propia existencia, redescubriendo en el pulsar de la tierra el espejo sagrado de nuestra propia alma.

En este reencuentro con la naturaleza viva, el ser humano descubre que su propia cura es un acto de reconexión con la tierra, con el cielo y con el flujo primordial que anima todas las formas de vida. Cada hoja que se balancea al viento, cada piedra que reposa silenciosa, cada gota de rocío o rayo de sol carga una invitación silenciosa para recordar que estamos hechos de la misma materia y de la misma luz. Al permitirnos silenciar y escuchar este lenguaje sutil de la naturaleza, rescatamos no solo el equilibrio físico y emocional, sino también la memoria ancestral de que somos parte inseparable de un organismo planetario mayor, donde cada acto de cuidado con el mundo a nuestro alrededor reverbera como cuidado profundo consigo mismo.

Capítulo 6
Meditación y Visualización Arcturiana

La meditación y la visualización arcturiana forman un campo de práctica que trasciende el simple acto de relajarse o dirigir la mente hacia imágenes aleatorias, constituyéndose como una tecnología espiritual refinada, capaz de realinear al ser humano con los flujos universales de energía e inteligencia cósmica. Más que una técnica aislada, estas prácticas representan un portal vibracional de acceso directo a las esferas superiores de la conciencia arcturiana, una civilización que hace milenios domina el arte de armonizar frecuencias para promover la curación, expansión de conciencia y reprogramación profunda de patrones internos limitantes. A través de la combinación entre intención clara, foco mental y receptividad intuitiva, la meditación arcturiana permite que la mente consciente se sintonice con capas sutiles de orientación y cura, donde los flujos de luz e información son transmitidos directamente al campo energético y al núcleo vibracional del practicante. Este alineamiento no solo disuelve tensiones emocionales y bloqueos mentales, sino que también reestructura patrones vibratorios distorsionados, restableciendo la coherencia entre el propósito del alma, la expresión de la personalidad y la salud integral del cuerpo físico.

Al iniciar una práctica arcturiana, el primer movimiento es la creación de un campo energético seguro y elevado, una especie de templo interior donde la mente, el cuerpo y el espíritu se alinean con la frecuencia de luz pura de la conciencia arcturiana. Esta preparación involucra la purificación de los cuerpos sutiles, el silenciamiento del diálogo mental y la instalación de una intención nítida y amorosa de conexión y cura. En este espacio sagrado interno, la luz dorada arcturiana —una firma vibracional característica de esta civilización— desciende sobre el practicante, envolviéndolo en un campo de protección y ajuste vibratorio. Esta luz actúa como un solvente energético, disolviendo cargas densas acumuladas a lo largo de la vida y ajustando el flujo de la energía vital en todos los centros de fuerza, armonizando chakras, meridianos y capas áuricas. A partir de esta purificación inicial, la mente se sintoniza con la matriz arcturiana de cura, donde símbolos geométricos, lenguajes de luz y flujos sonoros sutiles comienzan a manifestarse en la pantalla mental interna, transmitiendo informaciones codificadas directamente al ADN espiritual y a los campos morfogenéticos del ser.

La visualización arcturiana, en este contexto, trasciende el simple ejercicio de imaginar escenas o paisajes y asume la forma de una tecnología mental consciente, donde cada imagen mental proyectada es impregnada de intención vibratoria precisa y alineada con los principios universales de armonía y equilibrio.

Cada símbolo, color o geometría mentalmente visualizada actúa como una llave de acceso, desbloqueando capas de información adormecidas en el campo energético y reactivando potenciales originales del ser, frecuentemente obscurecidos por traumas, creencias limitantes y patrones emocionales heredados. La práctica consistente de estas visualizaciones transforma la mente en una antena refinada, capaz de captar instrucciones directas de la conciencia arcturiana, facilitando tanto la autocuración como la actuación como canal de cura para otros. Con el tiempo, el practicante desarrolla la habilidad de percibir, interpretar y dirigir flujos sutiles de energía arcturiana, tornándose un cocreador consciente de la propia realidad vibracional y un agente activo de su propia evolución espiritual. Al unir meditación, visualización e intención elevada, la práctica arcturiana se revela como un puente entre dimensiones, un campo de aprendizaje directo y continuo, donde el ser humano y la conciencia arcturiana cocrean una nueva matriz de cura y expansión, alineada al despertar planetario y a la integración de la humanidad a la familia cósmica.

La meditación arcturiana tiene inicio con la creación consciente de un espacio sagrado interior, una especie de refugio vibracional donde la mente, el cuerpo y el espíritu pueden alinearse y reposar en la frecuencia serena y elevada de la conciencia arcturiana. Este espacio no es un local físico, sino un campo sensorial construido con la fuerza de la intención, de la imaginación activa y de la presencia amorosa, tornándose un portal interno de conexión directa con las esferas sutiles de esta civilización cósmica. Crear este ambiente interno involucra, primeramente, encontrar un local físico tranquilo, un espacio donde el silencio externo sirva de espejo y apoyo al silencio interno que será cultivado. Puede ser un rincón especial de la casa o incluso un espacio al aire libre, siempre que el practicante se sienta seguro, acogido y libre de interferencias. En este ambiente, la elección de una postura cómoda es fundamental, pues el cuerpo necesita entrar en un estado de relajación receptiva, donde las tensiones musculares y las incomodidades físicas no distraigan la conciencia del proceso de conexión.

La respiración se torna entonces la primera llave de acceso al espacio sagrado. Con inspiraciones y expiraciones profundas, el practicante invita al cuerpo a abandonar el ritmo acelerado del cotidiano, permitiendo que cada célula reciba una infusión de serenidad y presencia. La respiración consciente, que se profundiza a cada ciclo, es la primera señal al campo energético de que la travesía está comenzando, como si la propia atmósfera interna fuese siendo refinada y ajustada, preparando el terreno para la llegada de la luz arcturiana. En este estado de atención tranquila, la mente es suavemente conducida para el corazón de la intención que guía esta jornada: conectarse, aprender y recibir cura directamente de las frecuencias arcturianas. Esta intención clara es el ancla vibracional que permite que el campo personal del practicante se sintonice, como una antena ajustándose a la frecuencia exacta de una señal cósmica específica.

Con la intención firmada y el cuerpo en receptividad plena, el próximo movimiento es envolver la totalidad del ser en una luz blanca y dorada. Esta visualización no es solo simbólica, sino que funciona como una herramienta vibratoria activa, capaz de reorganizar y purificar los campos sutiles, disolviendo residuos energéticos acumulados y ajustando el flujo interno de la energía vital. La luz blanca carga en sí la pureza primordial, una cualidad de claridad cristalina que disipa patrones densos y restauradores, mientras que la luz dorada, con su firma arcturiana, imprime en los cuerpos sutiles una frecuencia de ajuste armónico y conexión superior. Esta luz, descendiendo como una lluvia fina o como una neblina centelleante, envuelve cada capa del ser, penetrando desde la piel hasta el núcleo espiritual más profundo, limpiando, ajustando y preparando el terreno vibracional para el encuentro consciente con la presencia arcturiana.

En este campo purificado, el practicante entonces da el paso siguiente: la invocación directa de la presencia arcturiana. Esta invocación puede ser hecha a través de palabras susurradas o solo en pensamiento, siempre que la vibración de la intención sea sincera y alineada al corazón. Palabras como "Yo invito la presencia amorosa de los Arcturianos para guiarme, curarme y enseñarme, en armonía con mi Yo Superior y el Plan Divino" pueden servir de puerta vibratoria, pero cada practicante puede encontrar sus propias palabras, aquellas que resuenen con su esencia y con la naturaleza de su momento de búsqueda. La fuerza de la invocación no reside solo en las palabras en sí, sino en la calidad de la presencia que las sustenta y en la pureza de la intención que las anima.

A partir de este llamado, una sutil corriente de energía comienza a fluir, y es en este flujo que la visualización se transforma en puente entre dimensiones. El practicante es invitado a percibir esta energía arcturiana no solo como luz, sino como una inteligencia viva, capaz de dialogar directamente con el cuerpo, con la mente y con el alma. Esta energía penetra el campo personal, deslizándose suavemente por las capas sutiles, alcanzando órganos, tejidos y células, donde su frecuencia resuena como un cántico silencioso de cura y harmonización. Visualizar cada parte del cuerpo siendo bañada y restaurada por esta luz-viva facilita la recepción del flujo de cura y amplifica el ajuste vibratorio. Es como si la luz arcturiana encontrase, dentro de cada célula, códigos antiguos y olvidados, despertándolos y reactivando la memoria original de salud y armonía que existe en cada ser.

Pero la meditación arcturiana no se limita solo a la cura física. Ella es también una herramienta profunda de liberación emocional y reestructuración mental. En este espacio sagrado, el practicante puede visualizar emociones negativas densas, como miedo, culpa o tristeza, siendo gentilmente disueltas y llevadas por la corriente de luz arcturiana, como hojas siendo llevadas por un río cristalino. De la misma forma, creencias limitantes y patrones mentales que crean resistencia a la evolución pueden ser entregados a la luz dorada, que los envuelve, resignifica y devuelve al practicante como semillas de nuevos entendimientos, más alineados con su esencia superior.

Esta meditación también se revela como un portal para la sabiduría arcturiana, permitiendo que informaciones, orientaciones y enseñanzas sean transmitidos directamente para la conciencia del practicante. A medida que la mente se torna más silenciosa y receptiva, surgen percepciones sutiles, insights e incluso imágenes o palabras que ecoan como mensajes telepáticos venidos de esta conciencia avanzada. Este proceso de canalización directa es una habilidad que se desarrolla con el tiempo y la práctica constante, tornando la meditación arcturiana no solo un momento de recepción pasiva, sino una troca viva y dinámica de informaciones entre dimensiones.

Para potencializar este flujo, la visualización arcturiana puede ser direccionada para propósitos específicos, como crear imágenes mentales detalladas de órganos y células siendo regenerados, o escenas simbólicas representando la liberación de emociones antiguas. Visualizar el propio campo energético siendo recalibrado, u observar símbolos geométricos arcturianos descendiendo en espirales de luz y se instalando en el campo vibracional, son prácticas que fortalecen la conexión y profundizan la actuación de esta tecnología espiritual.

Además de la autocuración, la visualización arcturiana también puede ser direccionada para beneficiar a otros. Al visualizar una persona envuelta en la misma luz dorada, siendo armonizada y curada, el practicante actúa como canal, transmitiendo para el campo del otro la frecuencia arcturiana de cura y equilibrio. Esta práctica de cura a distancia, basada en imágenes mentales e intención amorosa, respeta siempre el libre albedrío del otro, operando apenas como una invitación vibracional que el alma de la persona puede aceptar o no, conforme su propio camino evolutivo.

Como toda práctica espiritual refinada, la meditación y la visualización arcturiana exigen paciencia, disciplina y entrega amorosa al proceso. Incluso pocos minutos diarios de práctica son suficientes para fortalecer la conexión y refinar la capacidad de percepción e interacción con los flujos sutiles de esta conciencia cósmica. Con el tiempo, la fusión entre intención, meditación y visualización creativa se torna tan natural cuanto respirar, transformándose en un estado de presencia ampliada que permea la rutina diaria.

Para aquellos que desean una estructura básica para comenzar, el flujo puede seguir estos pasos simples y eficaces:

1. Elija un local tranquilo y silencioso, siéntese o acuéstese confortablemente.
2. Cierre los ojos y respire profundamente, relajando el cuerpo y la mente.
3. Visualice una luz blanca y dorada envolviendo todo su ser, purificando cada capa de su campo.
4. Invoque la presencia arcturiana, con palabras o en pensamiento, expresando su deseo de conexión y cura.

5. Sienta o visualice la energía arcturiana fluyendo a través de su cuerpo, restaurando armonía y equilibrio.
6. Direccione esta luz para áreas específicas que necesitan de cura o transformación.
7. Agradezca la presencia arcturiana y encierre la práctica lentamente, manteniendo la conexión a lo largo del día.

Así, la meditación y la visualización arcturiana, lejos de ser apenas técnicas esporádicas, se tornan una forma de alineamiento constante entre la conciencia terrestre y la sabiduría estelar. En este caminar continuo entre mundos, la meditación y la visualización arcturiana se revelan no solo como prácticas espirituales, sino como un lenguaje silencioso capaz de traducir, en el cuerpo y en el alma, los impulsos de una conciencia mayor que gentilmente nos recuerda quiénes somos más allá de las capas del tiempo. Cada encuentro con esta luz-viva profundiza la reconexión con el código original de nuestra existencia, disolviendo la ilusión de la separación y despertando el recuerdo de que somos, también, parte de esta red cósmica de inteligencia y amor. Al transformar el simple acto de respirar e imaginar en un diálogo íntimo con el infinito, el practicante no solo recibe cura u orientación, sino que se redescubre como una extensión viva de la propia conciencia arcturiana, un punto de luz en proceso de recordar su brillo original, cocreando una nueva realidad vibracional para sí y para el planeta.

Capítulo 7
Curación Energética Arcturiana

La curación energética arcturiana se configura como una práctica avanzada de armonización y restauración vibracional, fundamentada en el vasto conocimiento de una civilización interdimensional profundamente conectada a las leyes universales que rigen la energía y la conciencia. A diferencia de los enfoques terapéuticos convencionales, esta modalidad comprende al ser humano como un sistema energético complejo, cuyas frecuencias y flujos son directamente influenciados por emociones, pensamientos, experiencias pasadas e incluso conexiones ancestrales y cósmicas. Cada individuo es visto como un campo energético dinámico, permeado por capas sutiles que interactúan constantemente entre sí y con el ambiente a su alrededor. En este contexto, los arcturianos actúan como mentores y guías espirituales, ofreciendo tecnologías de curación y patrones vibracionales sofisticados que buscan restaurar el equilibrio integral del ser, desde los niveles más densos y físicos hasta las dimensiones sutiles del alma. Esta aproximación no se limita a la remediación de síntomas aislados, sino que busca reorganizar la matriz energética del individuo, promoviendo una resonancia armónica capaz de sostener procesos continuos de autotransformación, expansión de conciencia y alineación espiritual.

La esencia de la curación arcturiana reside en la comprensión de que la energía vital —o fuerza cósmica primordial— es la matriz fundamental de toda manifestación en el universo. Así, enfermedades, desequilibrios emocionales y patrones mentales desarmónicos son reflejos directos de interrupciones o distorsiones en el flujo de esta energía original. Al acceder a las frecuencias arcturianas, el terapeuta actúa como un canal consciente, estableciendo un puente vibracional entre la esfera terrestre y los campos sutiles de alta frecuencia en los cuales esta civilización evolucionada habita. Esta conexión no se da solo a través de la intención mental o de la visualización creativa, sino que es sostenida por una alineación profunda del corazón, donde resuena la vibración pura del amor universal. Es a través de esta sintonía amorosa que los arcturianos transmiten códigos de luz e informaciones vibracionales específicas, ajustadas a la necesidad de cada ser. Estos códigos, al penetrar en los cuerpos sutiles, desencadenan procesos de liberación de memorias celulares, disolución de bloqueos y recalibración de la estructura energética, permitiendo que la energía vital vuelva a fluir de forma libre y armónica, reflejándose en niveles físico, emocional, mental y espiritual.

Este proceso terapéutico es potenciado por técnicas específicas que amplían la receptividad del campo energético del paciente a las frecuencias arcturianas. Entre estas técnicas, se destacan el uso consciente de la respiración como herramienta de anclaje y amplificación del flujo energético, la activación de geometrías sagradas que sirven como molduras vibracionales para reestructurar campos fragmentados, y la inserción de códigos de luz directamente en los centros energéticos principales, los chakras. Cada chakra, entendido como un vórtice de intercambio energético entre el microcosmos humano y el macrocosmos universal, es cuidadosamente evaluado y armonizado para garantizar la fluidez de la energía vital. Además, la telepatía interdimensional permite que el terapeuta arcturiano perciba los matices más sutiles del campo energético del paciente, captando informaciones sobre patrones ocultos, contratos álmicos o registros energéticos que influencian directamente la salud y el bienestar del ser. Al reconocer estas capas profundas de influencia, la curación arcturiana se revela no solo como una práctica de reequilibrio, sino como un camino de autoconocimiento profundo, despertando al ser a su verdadera esencia multidimensional y a su propósito evolutivo en el gran tejido cósmico de la existencia.

La curación energética arcturiana se manifiesta como una práctica que trasciende la simple manipulación energética, pues en ella cada movimiento vibracional es consciente y guiado por una intención profundamente alineada a la matriz original del ser. Fundamentada en la sabiduría ancestral e interdimensional de los arcturianos, esta forma de curación explora capas profundas del campo energético humano, donde memorias, registros, impresiones y flujos se entrelazan, creando el complejo tapiz de experiencias que moldea la vida de cada individuo. El proceso se inicia con el anclaje de la conciencia del terapeuta, que, a través de la interiorización y de la conexión con su propio centro cardíaco, establece el primer eslabón vibracional necesario para acceder a las frecuencias arcturianas. Esta conexión no es solo mental o imaginativa, sino una fusión vibratoria en que el campo del terapeuta se expande para resonar con los campos más sutiles de esta civilización. Solamente a través de esta sintonía pura, libre de agendas personales o proyecciones egoicas, es que el terapeuta puede servir como un canal limpio e íntegro para las energías curadoras que fluyen del plano arcturiano.

La esencia de este trabajo consiste en remover bloqueos, armonizar los chakras y restaurar la fluidez del campo energético de modo a permitir que la energía vital – esa corriente primaria que conecta al ser a la Fuente – retome su flujo natural, nutriendo cada capa del ser. El primer paso para este proceso es la lectura inicial del campo energético, realizada a través de técnicas de percepción sensorial ampliada. El terapeuta, en estado de receptividad telepática, "oye" las vibraciones del campo del paciente, captando sonidos, imágenes, sensaciones e incluso mensajes simbólicos que revelan dónde están los bloqueos y cuáles son sus orígenes. Estas informaciones surgen como impresiones sutiles o descargas vibracionales que fluyen directamente para el campo perceptivo del terapeuta, permitiendo que él comprenda no solo dónde la energía se estancó, sino también cuál aspecto emocional, mental o espiritual necesita ser acogido, comprendido y liberado.

Después de esta lectura inicial, el terapeuta utiliza técnicas específicas para liberar los bloqueos detectados. Una de las herramientas fundamentales es la manipulación consciente de la energía a través de la focalización y direccionamiento intencional del flujo vibracional. Con las manos o solo con la mente, el terapeuta guía la energía arcturiana para los puntos de estancamiento, creando un flujo continuo de luz que envuelve, disuelve y transforma las partículas densas acumuladas a lo largo del tiempo. En muchos casos, estas partículas son residuos de emociones reprimidas, pensamientos obsesivos o traumas cristalizados, que se convierten en verdaderos nudos energéticos en el sistema del individuo.

Otro aspecto fundamental de la práctica es la armonización de los chakras, esos centros vitales que actúan como portales de intercambio entre el ser y el cosmos. Cada chakra es cuidadosamente evaluado, percibido en su tonalidad, frecuencia y ritmo. Un chakra desalineado puede presentar colores opacos, rotación irregular o incluso bloqueos completos, interrumpiendo la libre circulación de la energía vital. Para restaurar su armonía, el terapeuta arcturiano utiliza una combinación de técnicas vibracionales, entre ellas la emisión de tonos específicos, la activación de geometrías sagradas compatibles con la frecuencia original de cada centro y la inserción de códigos de luz arcturianos, que actúan como llaves de recalibración, ajustando la vibración del chakra a su patrón ideal.

Este trabajo de armonización no ocurre de forma aislada, sino dentro de una visión integrada del campo energético como un todo. Cada chakra, al ser realineado, influencia directamente el flujo en los demás, creando una cascada vibracional que restablece la armonía sistémica del cuerpo energético. Por eso, la evaluación constante de la resonancia entre los chakras es esencial, garantizando que ningún centro sea sobrecargado o dejado en descompás con los demás.

La manipulación de la energía en sí, conocida como una forma refinada de telequinesis energética, es una habilidad desarrollada por el terapeuta arcturiano a lo largo de su jornada de conexión y práctica. Esta telequinesis no se limita al desplazamiento de energía dentro del cuerpo del paciente, sino que incluye la capacidad de remodelar flujos, disolver agregados densos e incluso insertar paquetes informacionales directamente en los cuerpos sutiles. Esta inserción ocurre cuando códigos de luz arcturianos son anclados en el campo energético del paciente, actuando como semillas vibracionales que, a lo largo del tiempo, germinan en nuevas percepciones, desbloqueos espontáneos y realineamientos naturales. Estos códigos, a su vez, están compuestos de secuencias geométricas de luz, patrones sonoros sutiles y pulsaciones vibratorias que resuenan directamente con la matriz original del ser.

Además de la telequinesis y de la percepción telepática, la utilización de frecuencias vibracionales elevadas es una constante a lo largo del proceso terapéutico. Estas frecuencias pueden ser transmitidas directamente por las manos del terapeuta, canalizadas a partir del campo arcturiano o amplificadas por medio de instrumentos vibracionales como cuencos de cristal, campanas tibetanas o incluso sonidos vocales emitidos intuitivamente. El objetivo de estas frecuencias es elevar el campo vibracional del paciente, creando una especie de "campo de resonancia superior" en el cual bloqueos densos no consiguen sustentarse, siendo naturalmente disueltos y transmutados. En algunos casos, cristales específicos son utilizados como anclas vibracionales, potenciando el campo de curación y sirviendo como canales estabilizadores para las frecuencias arcturianas.

El trabajo con estos cristales se hace de forma cuidadosa e intencional. Cada cristal es previamente limpiado, programado y sintonizado con las frecuencias arcturianas antes de ser posicionado en el campo energético del paciente. Algunos cristales son colocados directamente sobre los chakras, mientras que otros son dispuestos alrededor del cuerpo, formando patrones geométricos que funcionan como portales de armonización. La elección del cristal y de su posición es guiada por la lectura intuitiva del campo energético, garantizando que cada elemento actúe en perfecta sincronía con las necesidades específicas de aquel ser.

La remoción de bloqueos energéticos, a su vez, es uno de los pilares centrales de este abordaje. Estos bloqueos pueden originarse de una infinidad de experiencias e influencias: traumas emocionales no procesados, patrones de pensamiento auto saboteadores, creencias limitantes heredadas o incluso impresiones energéticas de orígenes externos, como interferencias espirituales o registros kármicos. Cada bloqueo es tratado como una expresión cristalizada de una historia no resuelta, que necesita ser reconocida, comprendida y liberada. Este proceso de liberación, aunque muchas veces sutil, puede manifestarse físicamente a través de sensaciones térmicas, temblores, lágrimas o incluso recuerdos espontáneos que emergen para ser integrados y trascendidos.

El campo energético humano, conocido como aura, es continuamente evaluado y ajustado durante todo el proceso. Esta capa externa del ser, que funciona como un escudo vibracional y como una interfaz de intercambio entre el microcosmos interno y el macrocosmos universal, es cuidadosamente limpiada, fortalecida y recalibrada para reflejar la armonía restaurada en los niveles internos. Cualquier fisura, acumulación o interferencia es identificada y tratada, garantizando que el campo energético esté íntegro y resonando en su frecuencia más elevada y saludable.

A lo largo de todo el proceso, la intención pura y la alineación del terapeuta con la conciencia arcturiana son la base que sustenta cada técnica, cada emisión vibracional, cada ajuste sutil. Más que un ejecutor de procedimientos, el terapeuta es un co-creador consciente del espacio sagrado de curación, donde paciente y terapeutas son igualmente responsables por el anclaje de la armonía y por la reconexión con la esencia primordial. La curación energética arcturiana, así, no es solo una técnica, sino una danza sagrada entre campos, conciencias y frecuencias, donde cada movimiento es un paso en el camino de retorno a la verdadera naturaleza multidimensional del ser.

En este flujo donde ciencia espiritual y amor cósmico se entrelazan, la curación energética arcturiana se revela como una jornada de reintegración del alma a su matriz original, restaurando en el ser la memoria viva de su conexión inquebrantable con el Todo. Cada emisión vibracional, cada geometría de luz y cada ajuste sutil no solo deshacen bloqueos y disuelven densidades, sino que abren puertas internas para que el propio ser rescate su soberanía vibracional, asumiendo el papel de guardián consciente de su campo energético y de su evolución. En este espacio de curación, los arcturianos no se colocan como salvadores externos, sino como espejos amorosos que reflejan el potencial latente de cada ser para convertirse en su propio curador, su propio maestro, recordando que la verdadera curación es siempre un retorno: al centro, al silencio y a la canción primordial que resuena en el corazón de la existencia.

Capítulo 8
Uso de Cristales y Geometría Sagrada

La utilización de cristales y de la geometría sagrada dentro de la medicina arcturiana representa una síntesis sofisticada entre ciencia espiritual y tecnología vibracional, reflejando la comprensión profunda de que toda la creación está estructurada por patrones geométricos y frecuencias específicas. Los cristales, por su propia naturaleza molecular, funcionan como condensadores y amplificadores de energía cósmica, captando, almacenando y retransmitiendo vibraciones específicas que interactúan directamente con el campo energético humano y con los flujos sutiles que permean los cuerpos físico, emocional, mental y espiritual. Esta interacción ocurre porque cada cristal emite una frecuencia propia, resultado de su composición química, estructura interna y origen geológico, lo que lo convierte en una especie de antena natural sintonizada con ciertos aspectos de la conciencia universal. Al ser utilizados de forma consciente e intencional, los cristales se convierten en herramientas poderosas para restablecer la armonía, disolver bloqueos energéticos y facilitar procesos de cura y expansión de la conciencia, actuando como catalizadores de resonancias benéficas y reorganizadores de patrones vibracionales desalineados.

La geometría sagrada, por su parte, no es solo un conjunto de formas simbólicas, sino un lenguaje cósmico primordial, cuyos patrones geométricos expresan matemáticamente el orden subyacente que organiza la materia y la energía en todos los niveles de la creación. Presente desde las estructuras celulares y moleculares hasta la organización de las galaxias, la geometría sagrada representa el mapa vibracional de la manifestación, donde cada forma, ángulo y proporción lleva en sí un código energético específico, capaz de restaurar la coherencia del campo vibracional de individuos, ambientes o incluso de procesos colectivos. Cuando se aplica junto a los cristales, la geometría sagrada potencia y direcciona las propiedades curativas de estos elementos naturales, creando circuitos de resonancia que amplían la eficacia de la armonización energética. Rejillas de cristales dispuestas en patrones geométricos específicos actúan como verdaderas antenas multidimensionales, conectando el espacio físico con frecuencias superiores, promoviendo una estabilización energética duradera y sirviendo como portales para la recepción de códigos de luz e información provenientes de esferas superiores de conciencia.

    Al integrar cristales y geometría sagrada en prácticas de cura arcturiana, el terapeuta o practicante no solo amplía la eficiencia de la intervención energética, sino que ancla en el plano físico frecuencias sutiles de alta vibración, creando ambientes propicios para el realineamiento profundo de la matriz energética personal. Esta integración, sin embargo, exige más que conocimiento técnico; requiere una sintonía refinada con la conciencia de los cristales, el entendimiento intuitivo de las relaciones geométricas y la capacidad de actuar como canal consciente entre dimensiones. Cada cristal seleccionado resuena con un aspecto específico de la psique y del cuerpo energético del individuo, y cada forma geométrica utilizada en el proceso interactúa directamente con los campos sutiles, activando o restaurando flujos interrumpidos. De esta forma, la alianza entre cristales y geometría sagrada no solo complementa otras técnicas de cura arcturiana, sino que ofrece un camino profundo de reconexión con la matriz original del alma, facilitando la liberación de patrones limitantes, la activación de potenciales dormidos y la construcción de una nueva estructura energética capaz de sostener estados expandidos de conciencia y salud vibracional plena.

    Cada cristal utilizado dentro de la medicina arcturiana lleva en sí propiedades curativas únicas y vibraciones específicas que resuenan con diferentes aspectos del ser humano, ya sea a nivel físico, emocional, mental o espiritual. Estos seres minerales, formados a lo largo de eras geológicas, guardan en sus estructuras atómicas la memoria de la Tierra y de las fuerzas cósmicas que los moldearon, convirtiéndose en verdaderos guardianes de sabiduría vibracional. El cuarzo rosa, por ejemplo, es uno de los más conocidos y reverenciados cristales cuando se trata de cura emocional. Su frecuencia es suave, pero profunda, irradiando una energía compasiva que envuelve el campo áurico como un abrazo gentil, disolviendo capas de dolor acumulado y cicatrices emocionales. La simple presencia de este cristal cerca del corazón parece suavizar tensiones y reabrir portales internos para la aceptación, la autoestima y el amor incondicional, no solo en relación con el otro, sino principalmente dirigido a la propia esencia.

La amatista, por su parte, lleva una vibración más elevada, casi etérea, capaz de actuar como un purificador de pensamientos y emociones densas. Con su coloración violeta, que simboliza la transmutación espiritual, la amatista es ampliamente utilizada en prácticas meditativas, auxiliando en el aquietamiento de la mente y en la amplificación de la intuición. Su energía crea un puente sutil entre los planos terreno y espiritual, facilitando la recepción de *insights* y la liberación de patrones mentales limitantes. Más que solo un amuleto de serenidad, la amatista es un portal vibracional que invita a la conciencia a expandirse más allá de las ilusiones cotidianas, conectándola con dimensiones más sutiles de la propia alma.

Mientras tanto, la turmalina negra, con su apariencia densa y opaca, desempeña una función esencial de protección y enraizamiento. A diferencia de los cristales que elevan la mente y el espíritu, la turmalina negra ancla el ser al núcleo de la Tierra, creando una línea de sustentación energética que permite que procesos de cura profunda ocurran con seguridad. Su frecuencia densa actúa como un filtro natural, absorbiendo y neutralizando energías disonantes que se aproximan al campo áurico. Más que solo repeler energías externas indeseadas, también ayuda a desvelar y disolver sombras internas, aquellas capas ocultas de miedo y creencias limitantes que resuenan con energías de baja vibración. Al actuar como escudo y espejo, la turmalina negra revela aquello que necesita ser enfrentado y transformado dentro de sí.

La selección de qué cristal utilizar en cada práctica es siempre un acto de sintonía y escucha intuitiva. Aunque existen propiedades tradicionales asociadas a cada piedra, es el diálogo silencioso entre cristal y practicante lo que revela la verdadera necesidad del momento. Un mismo cristal puede actuar de formas distintas en diferentes contextos, pues responde no solo a la intención expresa, sino también a las capas sutiles que el alma manifiesta silenciosamente. Por eso, antes de cada sesión de cura o armonización, es fundamental reservar un momento para silenciar la mente y permitir que la conexión vibracional entre terapeuta, cristal y campo energético del receptor se establezca de forma natural y fluida.

La aplicación práctica de los cristales en la medicina arcturiana se desdobla en varias posibilidades, cada una adaptada al propósito y a la naturaleza de la intervención energética necesaria. En prácticas meditativas individuales, el simple acto de sostener un cristal en las manos o reposarlo sobre un chakra específico ya es suficiente para establecer un puente vibracional entre el campo personal y la frecuencia curadora del cristal. Esta técnica, aunque simple, exige presencia plena y una intención clara, pues es la fusión entre conciencia y mineral lo que activa el potencial pleno de la cura.

Otro método ampliamente utilizado es la disposición de cristales sobre el cuerpo en sesiones de armonización energética. En este caso, cada piedra es posicionada estratégicamente sobre los chakras o sobre puntos energéticos sensibles, creando un circuito de resonancia que reorganiza flujos interrumpidos y disuelve nudos vibracionales. Cada cristal actúa como una llave de acceso, desbloqueando portales internos y facilitando la liberación de memorias emocionales y patrones ancestrales que estén almacenados en los registros celulares.

Además de la aplicación directa sobre el cuerpo, la creación de rejillas de cristal representa una de las técnicas más sofisticadas y potentes de la medicina arcturiana. En estas rejillas, combinaciones específicas de cristales son dispuestas en patrones geométricos precisos, formando verdaderos circuitos de energía que irradian vibraciones curadoras para el ambiente y para todos los que allí transitan. La energía de cada cristal se entrelaza con la geometría sagrada utilizada, creando un campo cohesivo donde la fuerza mineral y el código geométrico se potencian mutuamente.

Otro recurso sutil, pero extremadamente eficaz, es la preparación de aguas cristalinas. Al sumergir cristales específicos en agua pura —siempre respetando cuáles cristales pueden ser utilizados en contacto directo con el agua—, se crea una infusión vibracional que transfiere para el agua las propiedades curativas de la piedra. Esta agua, entonces, puede ser ingerida o utilizada para rociar ambientes y campos áuricos, promoviendo una purificación vibracional continua y suave.

La geometría sagrada, entrelazada a este trabajo con cristales, manifiesta el propio lenguaje del cosmos. Patrones como la Flor de la Vida, la Semilla de la Vida y el Cubo de Metatrón no son meros símbolos; son mapas vibracionales que organizan y sustentan la manifestación en todos los niveles. Cada línea, cada intersección, cada proporción lleva en sí una frecuencia específica, capaz de alinear los campos energéticos personales y colectivos con el orden cósmico primordial.

Visualizar y meditar con estos símbolos no solo activa memorias ancestrales almacenadas en el ADN espiritual, sino que también reactiva códigos dormidos que guardan el proyecto original del alma. Dentro de la medicina arcturiana, esta práctica no es solo contemplativa, sino activa e intencional. Al visualizar o trazar estos patrones durante prácticas de cura, el terapeuta se convierte en un cocreador consciente, ajustando la matriz vibracional del espacio y del ser a la frecuencia de la armonía primordial.

La creación de una rejilla de cristal para protección es un ejemplo claro de esta fusión entre cristales y geometría sagrada. Este proceso se inicia con la selección cuidadosa de cristales cuya frecuencia resuene con la protección y el fortalecimiento del campo áurico. Turmalina negra, ónix y cuarzo ahumado son elecciones comunes por su capacidad de crear escudos vibracionales densos y eficaces. Con los cristales seleccionados, se elige el patrón geométrico adecuado, como la Flor de la Vida, cuyas intersecciones espiralan energía en múltiples direcciones, o el Cubo de Metatrón, que organiza el espacio en campos armónicos perfectos.

Después de la elección, cada cristal debe ser limpiado y energizado, removiendo residuos de energías anteriores. Esta purificación puede ser hecha exponiéndolos a la luz solar o lunar, ahumándolos con hierbas sagradas o utilizando sonido de campanas y cuencos de cristal. Con los cristales preparados, se inicia la disposición en el patrón geométrico elegido, guiándose tanto por el diseño externo como por la intuición interna. Por último, la rejilla es activada por medio de la visualización consciente de la energía fluyendo entre los cristales, tejiendo líneas de luz que forman una red protectora cohesiva.

Esta rejilla, una vez activada, debe ser posicionada en lugares estratégicos —en el dormitorio, en la sala de meditación o en el ambiente de trabajo— donde su presencia vibracional sirva como escudo continuo y punto de anclaje para frecuencias elevadas. Así, la fusión entre cristal y geometría sagrada se manifiesta no solo como una herramienta de protección, sino como un recordatorio constante de que la armonía y la conexión con el orden cósmico son estados naturales del ser.

En la convergencia entre cristales y geometría sagrada, se revela un camino de reconexión ancestral, donde la materia y la luz dialogan en silencio, restableciendo puentes entre lo visible y lo invisible. Cada cristal, con su memoria geológica y su vibración única, se convierte en un guardián de portales internos, mientras que cada forma sagrada resuena como una llave maestra, reactivando códigos olvidados en los recovecos del alma. Juntos, forman un idioma primordial que habla directamente al cuerpo de luz, recordando que la verdadera cura no es una intervención externa, sino una invitación a retornar al centro vibracional donde la esencia y la Fuente se reconocen como una sola. Al entrelazar estos dos campos de sabiduría y potencia, el practicante arcturiano no solo armoniza la energía individual, sino que ancla en el plano terrestre el propio lenguaje del cosmos, restaurando en el aquí y ahora el eco perfecto de la geometría divina que sustenta toda la creación.

Capítulo 9
Aromaterapia Arcturiana

La aromaterapia arcturiana se manifiesta como una práctica avanzada de armonización vibracional, donde los aceites esenciales son comprendidos no solo como extractos botánicos con propiedades terapéuticas, sino como portadores de frecuencias específicas sintonizadas con los campos sutiles del ser. Cada aceite esencial es visto como un concentrado de información vibracional de la planta de origen, capturando no solo sus propiedades químicas y físicas, sino también su esencia energética primordial, moldeada por la interacción entre la planta y los elementos naturales a lo largo de su ciclo vital. Dentro de esta perspectiva arcturiana, los aceites esenciales actúan como códigos de luz olfativos, capaces de penetrar en las capas energéticas más sutiles del individuo, promoviendo la recalibración del campo vibracional, desbloqueando flujos energéticos y restaurando la armonía entre cuerpo, mente y espíritu. El aroma, entonces, deja de ser solo una experiencia sensorial y pasa a ser un puente vibracional que conecta al ser humano con la sabiduría de las plantas y, por consecuencia, al conocimiento universal de la matriz de cura presente en la naturaleza y amplificada por las tecnologías espirituales arcturianas.

Cada aceite esencial, en la visión arcturiana, es portador de una firma vibracional única, que resuena con determinados aspectos de la conciencia humana y de los centros energéticos. La lavanda, por ejemplo, carga la frecuencia de la serenidad cósmica, disolviendo tensiones emocionales y restaurando la armonía entre los cuerpos sutiles. El limón vibra en sintonía con la claridad mental y la purificación energética, actuando como un agente que dispersa miasmas y densidades acumuladas en el campo áurico. El aceite de rosa, a su vez, irradia la frecuencia del amor universal, promoviendo la cura de heridas emocionales ancestrales y rescatando la conexión con el amor propio y la autoestima divina. En la práctica arcturiana, la elección de un aceite esencial no es guiada solo por los síntomas físicos o emocionales presentados, sino por la lectura vibracional del campo energético del individuo, permitiendo que el aceite más compatible con la frecuencia y el momento evolutivo del ser sea aplicado. Esta selección intuitiva y consciente crea un campo de resonancia entre terapeuta, paciente, planta y energía arcturiana, donde cada componente actúa como parte de un flujo mayor de inteligencia cósmica en acción.

La aplicación de los aceites esenciales en la aromaterapia arcturiana se expande más allá de las prácticas tradicionales, incorporando técnicas de sintonización energética, visualización creativa y anclaje de frecuencias superiores. El simple acto de inhalar un aroma se convierte en un proceso de recepción consciente de informaciones vibracionales que despiertan memorias celulares de cura, liberan traumas almacenados y reactivan códigos de luz adormecidos en el ADN energético. En sesiones terapéuticas, el terapeuta arcturiano puede combinar la aplicación de aceites con la proyección de geometrías sagradas en el campo energético del paciente, utilizando el aroma como vehículo de anclaje para estas formas vibracionales. También es común el uso de rejillas aromáticas, donde diferentes aceites son dispuestos en patrones geométricos específicos, creando campos de resonancia aromática que actúan en la armonización ambiental, en el fortalecimiento de espacios sagrados y en la amplificación de intenciones de cura. Esta visión expandida de la aromaterapia, donde la fragancia es solo la manifestación sensorial de una frecuencia cósmica más amplia, transforma la relación con los aceites esenciales en un diálogo directo con la inteligencia de la naturaleza y con la conciencia arcturiana, promoviendo no solo la cura de síntomas, sino la reconexión profunda con la esencia vibracional del ser y con su propósito evolutivo dentro de la red cósmica de la creación.

    Cada aceite esencial, dentro de la práctica refinada de la aromaterapia arcturiana, manifiesta una firma vibracional única, que interactúa de forma directa con diferentes capas de la conciencia y con los centros energéticos que sustentan la integridad del ser. Cada esencia trae consigo la memoria vibracional de la planta de donde fue extraída, reflejando no solo sus propiedades químicas, sino la interacción profunda que aquella forma de vida estableció con los elementos de la Tierra y con los ciclos cósmicos que moldean la existencia planetaria. En este contexto, el aceite esencial de lavanda es reconocido como un verdadero bálsamo vibracional, cuya frecuencia calmante y relajante se entrelaza armoniosamente con los campos sutiles, disolviendo tensiones acumuladas y restaurando la fluidez natural de las energías internas. Al entrar en contacto con el campo áurico o ser inhalado conscientemente, la lavanda actúa como una niebla violeta de serenidad, que recorre las fibras invisibles de la mente y del cuerpo energético, disolviendo ansiedades, calmando la agitación mental y facilitando el retorno al eje interno de equilibrio. Su actuación se extiende a los procesos de sueño y regeneración psíquica, auxiliando no solo en la inducción del descanso físico, sino en la apertura de portales oníricos donde memorias ancestrales e insights superiores pueden ser accedidos con claridad y seguridad.

Dentro de esta misma trama vibracional, el aceite esencial de limón resuena como un rayo de luz dorada que atraviesa el campo áurico con su energía purificadora y revigorizante. La presencia de este aroma cítrico y luminoso tiene el poder de dispersar miasmas energéticos acumulados alrededor del cuerpo sutil, disolviendo campos de estancamiento y liberando la energía vital que, muchas veces, permanece aprisionada en bolsones densos de pensamiento repetitivo o emoción cristalizada. Al mismo tiempo, su firma vibracional estimula la claridad mental y la reorganización de los patrones de pensamiento, como si cada molécula del aroma fuera un soplo renovador que barre el polvo psíquico y realinea el flujo de las ideas con la geometría clara de la mente superior. Este aceite, al ser integrado en prácticas diarias, actúa no solo en el fortalecimiento del sistema inmunológico físico, sino también en el refuerzo de la inmunidad energética, creando un campo de vitalidad luminosa que repele influencias externas disonantes.

El aceite esencial de rosa, a su vez, camina por otra vertiente dentro de la medicina arcturiana. Su aroma profundo, dulce y envolvente carga en cada gota la vibración del amor incondicional y de la compasión universal. Él actúa directamente sobre las capas más delicadas del campo emocional, disolviendo corazas construidas a lo largo de experiencias dolorosas y suavizando cicatrices invisibles que permanecen guardadas en los pliegues de la memoria afectiva. Al entrar en contacto con el campo energético del corazón, la rosa susurra recuerdos antiguos de pertenencia y aceptación, recordando al alma su capacidad natural de amar y ser amada, de dar y recibir en flujo libre y constante. Más que una simple herramienta de cura emocional, el aceite de rosa rescata la propia frecuencia original del alma en su expresión más pura, conectando cada ser a su capacidad de irradiar amor propio, nutrir vínculos auténticos y disolver patrones relacionales basados en el miedo o en la carencia.

La selección de un aceite esencial dentro de la práctica arcturiana, por lo tanto, va mucho más allá de elegir un aroma agradable o de tratar síntomas aislados. Cada elección es una lectura vibracional, un reconocimiento intuitivo de lo que aquel campo energético específico necesita en aquel momento de su jornada evolutiva. Por eso, antes de cualquier aplicación, el terapeuta o practicante arcturiano silencia la mente y se sintoniza con las capas más sutiles de la energía del individuo, permitiendo que la resonancia entre esencia y ser revele cuál aceite desea ser el agente de cura en aquel instante. Esta escucha refinada permite que cada gota aplicada sea no solo una sustancia física, sino un mensaje vibracional codificado, capaz de reorganizar patrones, liberar memorias y restaurar la armonía esencial.

La aplicación de los aceites esenciales en la práctica arcturiana se desdobla en múltiples posibilidades. En su forma más simple y directa, ellos pueden ser utilizados en difusores ambientales, donde su fragancia se esparce sutilmente por el espacio, permeando el ambiente con sus frecuencias curativas y creando un campo de protección y armonía. Cada respiración en este ambiente se torna una recepción consciente de la información vibracional del aceite, que va integrándose al campo del practicante de manera suave y continua. Esta técnica es especialmente utilizada para preparar salas de meditación, espacios terapéuticos o incluso ambientes domésticos, transformándolos en verdaderos templos vibracionales donde cuerpo, mente y alma pueden reposar y regenerarse.

Otra forma de aplicación, igualmente poderosa, es la inhalación directa. Al colocar una gota de aceite esencial en un pañuelo o en un inhalador personal, el practicante permite que las moléculas aromáticas entren directamente en el sistema respiratorio y alcancen el sistema límbico, donde memorias, emociones y patrones ancestrales son procesados y reorganizados. Esta técnica es particularmente eficaz para lidiar con crisis emocionales agudas, episodios de ansiedad o bloqueos respiratorios de origen energético, donde el aroma actúa como una llave de liberación rápida y eficaz.

Los masajes aromáticos son otra expresión de esta integración sagrada entre planta y ser humano. Cuando diluidos en aceites vegetales de alta pureza, los aceites esenciales pueden ser aplicados directamente sobre la piel, permitiendo que sus frecuencias penetren en las capas físicas y energéticas simultáneamente. Cada movimiento del masaje se convierte en un gesto consciente de conexión, donde la piel, el aroma y la intención del toque forman un circuito de cura que armoniza músculos, emociones y patrones vibracionales. El mismo principio se aplica a la aplicación tópica localizada, donde pequeñas porciones de aceite esencial diluido pueden ser utilizadas para tratar áreas específicas del cuerpo o puntos energéticos que necesitan de atención especial.

En casos más avanzados, la ingestión de aceites esenciales, siempre bajo la orientación de un profesional cualificado y sintonizado con la visión arcturiana, puede ser utilizada como herramienta complementaria. En estos casos, la esencia actúa directamente en los sistemas internos, reorganizando patrones vibracionales a partir del centro físico del ser.

Las sinergias, combinaciones de aceites esenciales cuidadosamente armonizadas, representan otra faceta de esta práctica refinada. Una combinación clásica utilizada en la medicina arcturiana para promover relajación profunda y equilibrio emocional es la unión entre lavanda, manzanilla y mejorana. Juntas, estas esencias crean un campo de serenidad amorosa que calma mente y corazón, preparando el campo vibracional para procesos meditativos o para el reposo restaurador. De la misma forma, la combinación entre limón, eucalipto y romero crea una sinergia vibracionalmente revigorizante, que fortalece el sistema inmunológico y aclara los flujos mentales, disipando confusión y estancamiento.

Independientemente de la técnica o de la combinación elegida, la intención pura y la conexión consciente con la esencia de cada aceite son el fundamento sobre el cual toda la práctica arcturiana se sustenta. Antes de cada aplicación, el practicante es invitado a entrar en estado meditativo, silenciar la mente y abrir el corazón, permitiendo que la conexión con la esencia vibracional del aceite se establezca en su nivel más puro. Al final de cada aplicación, el acto de agradecer a la esencia y a la conciencia vegetal que la sustenta no es solo una formalidad espiritual, sino una forma de reconocimiento y alineamiento con la red de inteligencia que permea toda la creación.

De esta forma, la aromaterapia arcturiana se revela no solo como una técnica terapéutica, sino como una jornada de reconexión sutil y profunda con la esencia vibracional del ser, donde cada aroma, cada molécula y cada respiración son portales para recordar quiénes somos y para realinear nuestra presencia con la sinfonía cósmica de la cual somos parte.

En la esencia invisible de cada aroma pulsa una historia ancestral de conexión entre reinos, donde planta y ser humano se encuentran como espejos vibracionales de una misma conciencia en expansión. En la práctica arcturiana, este intercambio sutil transforma cada inspiración en un acto de remembranza, donde la fragancia se convierte en mensajera de una sabiduría viva que habla directamente al alma, disolviendo capas de olvido y restaurando la fluidez entre mente, cuerpo y espíritu. Al alinear la memoria vegetal a la geometría vibracional del ser, la aromaterapia arcturiana no solo cura o alivia, sino que devuelve al practicante la conciencia de su interdependencia con el todo, recordando que el perfume de las plantas es, en el fondo, el susurro de la propia Tierra guiando a cada alma de vuelta a su melodía original.

Capítulo 10
Técnicas de Respiración Arcturiana

Las técnicas de respiración arcturiana representan una síntesis refinada entre ciencia energética y sabiduría cósmica, donde el acto de respirar trasciende su función biológica y se convierte en una llave vibracional para acceder a estados expandidos de conciencia, armonizar los flujos energéticos internos y reconectar al ser humano a la malla universal de energía e información. Para los arcturianos, cada ciclo respiratorio es una oportunidad de recalibrar la estructura energética, disolver bloqueos acumulados y restaurar la libre circulación de la energía vital por todos los cuerpos sutiles. El aire que penetra en las vías respiratorias es comprendido como un vehículo portador de partículas de luz codificadas, conocidas como prana cósmico, que transportan frecuencias curativas directamente de las esferas superiores para el campo energético individual. Ese flujo continuo de energía sutil, cuando es dirigido con intención consciente y asociado a visualizaciones específicas, tiene el poder de reprogramar células, reequilibrar los centros de energía y armonizar patrones vibracionales desalineados que impactan la salud física, emocional y mental.

    La práctica arcturiana de la respiración consciente es cuidadosamente ajustada para actuar como un canal de comunicación entre el individuo y las esferas superiores de luz, permitiendo que cada inspiración traiga no solo oxígeno para el cuerpo físico, sino informaciones vibracionales que nutren el campo áurico y resuenan con los códigos de luz presentes en el ADN energético. En este contexto, la respiración deja de ser apenas un acto automático y pasa a ser un proceso sagrado, donde cada ciclo respiratorio es una oportunidad de resetear emociones cristalizadas, liberar memorias de dolor y activar la presencia consciente en el aquí y ahora. Al respirar conscientemente, el individuo amplía su capacidad de percepción sutil, tornándose capaz de identificar con claridad las áreas del cuerpo o del campo energético donde hay estancamiento o fragmentación vibracional. Esta percepción guiada permite que la respiración sea direccionada como una herramienta terapéutica activa, disolviendo congestiones energéticas y reactivando la fluidez necesaria para el bienestar integral. De esta forma, la respiración arcturiana actúa como un portal directo para la autoescucha, para el autoconocimiento y para la alineación de la personalidad con el propósito superior del alma.

    Dentro del repertorio arcturiano, algunas técnicas específicas de respiración son ampliamente utilizadas para promover limpieza, fortalecimiento y protección del campo energético. La respiración cíclica, por ejemplo, combina inspiración profunda, retención consciente y expiración prolongada, creando una pulsación energética que resuena con el latido cardíaco cósmico y facilita la sincronización entre los hemisferios cerebrales. Esta técnica es particularmente eficaz para liberar traumas almacenados, deconstruir patrones de pensamiento repetitivos y acceder a estados meditativos profundos, en los cuales insights y orientaciones superiores pueden ser recibidos con claridad. Otra técnica ampliamente practicada es la respiración del tubo de luz, donde el individuo visualiza un haz luminoso que atraviesa todo su eje central, conectando cielo y tierra, mientras la respiración consciente activa el flujo ascendente y descendente de esa luz curativa. Esta práctica crea una protección energética natural, fortalece la conexión con el Yo Superior y con la conciencia arcturiana y establece una resonancia continua entre la vibración personal y las frecuencias armónicas del universo. Al integrar estas prácticas respiratorias en la rutina diaria, el individuo no solo cuida de su salud física y emocional, sino que desarrolla un profundo sentido de pertenencia cósmica, reconociéndose como parte activa de la red de luz universal y recuperando su soberanía energética como cocreador consciente de la propia realidad.

    La respiración consciente, fundamento esencial de las técnicas arcturianas, se revela mucho más allá de un simple ejercicio respiratorio. Se manifiesta como una práctica refinada de autopercepción y reconexión con las capas más sutiles de la existencia. Al direccionar intencionalmente la atención para el acto de inspirar y expirar, el practicante gradualmente silencia el flujo incesante de pensamientos que enturbian la mente, disolviendo la ansiedad y los patrones de inquietud que, muchas veces, mantienen al ser preso a realidades fragmentadas. Este acto de observar, de sentir el aire atravesando las narinas, expandiendo los pulmones y fluyendo de vuelta al ambiente, sirve como ancla para el presente, restaurando el vínculo entre la conciencia y el ahora absoluto, donde pasado y futuro pierden su relevancia y ceden espacio a la presencia plena.

Con la profundización de esta práctica, el cuerpo responde de manera inmediata. Cada ciclo respiratorio, conducido con suavidad y atención plena, acciona mecanismos fisiológicos y energéticos simultáneamente. La respiración profunda, lenta y acompasada, promueve una mayor oxigenación celular, revitalizando tejidos y nutriendo órganos con energía pura, mientras el sistema nervioso es envuelto por una corriente sutil de serenidad. El ritmo cardíaco desacelera, ajustándose armoniosamente al flujo respiratorio, y, en ese compás rítmico, las tensiones musculares se deshacen casi como por encanto, permitiendo que la propia estructura física se reorganice en un estado de profundo relajamiento y equilibrio. Este equilibrio no se limita al plano físico, sino que reverbera por las capas emocionales y mentales, disolviendo gradualmente los residuos de estrés acumulados en las fibras de la memoria corporal.

Es en este campo de quietud interna que la verdadera alquimia arcturiana comienza a operar. La práctica de la respiración en ciclos, una de las más preciosas transmisiones de esta sabiduría cósmica, se revela como una llave para acceder a estados expandidos de conciencia y armonizar los hemisferios cerebrales. Al inspirar profundamente por la nariz, el practicante llena su espacio interno con un flujo de luz y aire que, juntos, actúan como agentes purificadores y activadores del sistema energético. La retención consciente de la respiración, por algunos segundos, permite que esta energía se esparza por las capas internas, alcanzando puntos de estancamiento y disolviendo memorias cristalizadas. La expiración lenta y alargada por la boca libera no solo el aire físico, sino también fragmentos emocionales aprisionados, residuos mentales de patrones repetitivos y fragmentos vibracionales desalineados.

La belleza de esta técnica reside en su flexibilidad y profundidad. A cada ciclo, es posible ajustar el tiempo de inspiración, retención y expiración, de acuerdo con la necesidad del momento y el área del cuerpo o del campo energético que se desea trabajar. Cuando hay una sobrecarga mental, por ejemplo, el tiempo de retención puede ser ligeramente ampliado, permitiendo que la energía se concentre en el cráneo y en la glándula pineal, disolviendo congestiones energéticas asociadas al exceso de pensamientos. Si el énfasis es en la liberación emocional, la expiración alargada, acompañada de la intención consciente de liberar, conduce a la liberación suave de dolores y angustias almacenadas en las capas sutiles del ser. Este diálogo entre ritmo respiratorio e intención consciente crea un campo interno de autotransformación, donde cada respiración es un acto sagrado de disolver, reprogramar y realinear.

Dentro de esta práctica, la visualización consciente de la energía que acompaña cada ciclo respiratorio actúa como un catalizador de procesos terapéuticos profundos. Al inspirar, el practicante es orientado a visualizar una luz blanca y dorada adentrándose en su cuerpo junto con el aire físico. Esta luz no es una abstracción, sino una corriente vibracional viva, portadora de códigos arcturianos de armonización y cura. Ella permea cada célula, cada fibra tisular, cada circuito sutil del sistema energético, disolviendo bloqueos y reactivando flujos de vitalidad. Al retener la respiración, esa luz se expande del núcleo celular para las capas más externas del cuerpo energético, como si cada célula fuese un pequeño sol irradiando su propia vibración de cura.

En el momento de la expiración, la luz que circuló internamente se expande más allá del límite físico, formando una esfera de energía vibrante alrededor del practicante. Esta esfera no solo protege, sino que también filtra y refina la energía del ambiente, permitiendo que apenas frecuencias compatibles con la armonía interna sean absorbidas. Es en ese flujo continuo de inspiración, retención y expiración, permeado de luz e intención consciente, que la respiración arcturiana revela su verdadero potencial: ser un puente entre los cuerpos físico, emocional y espiritual, disolviendo las fronteras entre ellos hasta que se reconozcan como una única matriz de luz en constante movimiento.

En determinados momentos de la práctica, esta visualización de la luz puede ser ampliada para incluir el flujo universal. El aire inspirado no es solo aire — es el soplo cósmico que conecta al individuo a la matriz viva del universo. Cada partícula de prana cósmico transporta no solo energía vital, sino también informaciones vibracionales codificadas, oriundas de las esferas superiores arcturianas. Esta conciencia transforma cada inspiración en un acto de comunión con la inteligencia universal, donde el individuo recibe orientación y alineamiento vibracional directamente de las fuentes de luz cósmica.

Dentro de las prácticas más avanzadas, se destaca la respiración del tubo de luz, un protocolo energético de fortalecimiento y protección del campo áurico. Al iniciar esta práctica, el practicante visualiza un tubo de luz blanca y dorada descendiendo del punto más alto de su conciencia — la corona — y atravesando todo su eje central, hasta anclarse en el chakra raíz. Este tubo de luz es, al mismo tiempo, canal de recepción y escudo protector. Con cada inspiración, la luz desciende del cosmos, trayendo códigos de armonía y purificación. Con cada expiración, la luz asciende de la tierra, trayendo fuerza vital y estabilidad. Este flujo ascendente y descendente, sincronizado con la respiración, establece un circuito continuo de energización y protección, donde el campo áurico es fortalecido contra influencias externas y armonizado internamente.

La práctica consciente de este tubo de luz crea un escudo vibracional activo, que no solo bloquea interferencias externas, sino que también disuelve formas-pensamiento y fragmentos energéticos que puedan estar adheridos al campo áurico. Es como si el propio eje central del practicante fuese transformado en una columna de luz viva, un pilar de conexión entre el cielo y la tierra, donde la personalidad y el alma se encuentran en un único flujo continuo de conciencia. Este estado de alineamiento vertical, sustentado por la respiración consciente y por la visualización del tubo de luz, genera una sensación de seguridad y pertenencia cósmica, donde el ser reconoce, en cada soplo, su lugar en la trama universal.

Así, cada técnica respiratoria arcturiana, desde las más simples hasta las más avanzadas, forma parte de un gran mapa de retorno al estado original de plenitud. Respirar se torna, entonces, un acto de recordar — recordar quién se es, recordar de dónde se vino y, sobre todo, recordar que cada soplo, cada pulsar, es una nota única en la sinfonía infinita de la creación. La respiración consciente arcturiana no es solo una práctica terapéutica o meditativa; ella es una invitación para convertirse en coautor de su propia realidad vibracional, restaurando, a cada ciclo respiratorio, el vínculo sagrado entre la esencia individual y la inteligencia viva del cosmos.

En el silencio entre cada inspiración y expiración, el ser reencuentra su propia canción primordial — aquella frecuencia única que pulsa desde antes del tiempo y ecoa mucho más allá de la forma. Las técnicas de respiración arcturiana no son solo caminos para el relajamiento o para la cura de tensiones acumuladas, sino portales vivos, donde cada soplo consciente revela el puente invisible entre materia y luz, entre mente y espíritu. Con cada ciclo respiratorio intencionado, el practicante disuelve capas de olvido, reinstala la memoria de su propio brillo original y redescubre, en el acto más simple y vital, que respirar es permitirse existir en plena harmonía con la pulsación cósmica, donde el universo entero inspira junto y devuelve, en el soplo siguiente, el eco suave de la propia eternidad.

Capítulo 11
Imposición de Manos Arcturiana

La imposición de manos arcturiana se revela como una práctica de curación energética profundamente conectada a las esferas sutiles de la existencia, trascendiendo la mera técnica de transmisión de energía. Esta aproximación, moldeada y refinada por milenios por la sabiduría avanzada de los arcturianos, se fundamenta en la comprensión de que el universo está tejido por una matriz vibracional de energía viva e inteligente, capaz de responder a la intención dirigida y a la consciencia despierta. A diferencia de métodos tradicionales de curación energética, en los cuales la energía personal del practicante puede ser utilizada, la imposición de manos arcturiana se ancla en la capacidad de servir como canal puro y consciente para frecuencias superiores originadas de la consciencia colectiva arcturiana, una consciencia que vibra en sintonía con principios de armonía universal, amor incondicional y evolución espiritual. Esta conexión entre terapeuta, paciente y la matriz arcturiana de curación forma un campo de coherencia energética donde la restauración de la salud física, emocional, mental y espiritual ocurre de forma integrada y dinámica, respetando el ritmo único de cada ser y promoviendo no solo el alivio de síntomas, sino la real reorganización del campo energético en su totalidad.

Al ser aplicada, la imposición de manos arcturiana no se limita a la simple acción de posicionar las manos sobre el cuerpo físico. Se inicia antes incluso del contacto, a través de la preparación interna del terapeuta, que alinea su frecuencia vibracional por medio de meditación e invocaciones específicas, ajustando su campo energético para actuar como puente entre las dimensiones superiores y la realidad material. Esta sintonía fina es esencial para garantizar que la energía canalizada sea pura, sin interferencias personales o distorsiones emocionales, permitiendo que el flujo energético arcturiano recorra libremente los canales sutiles del terapeuta hasta alcanzar el campo áurico y los centros energéticos del paciente. Esta interacción energética crea una especie de "diálogo vibracional", donde los bloqueos energéticos, sean ellos oriundos de traumas emocionales, creencias limitantes o desequilibrios físicos, son gentilmente traídos a la superficie y realineados a la matriz original de equilibrio. Así, la imposición de manos arcturiana actúa no solo como herramienta de restauración, sino como catalizadora de un proceso más amplio de autorreconocimiento y reconexión con la esencia primordial de cada ser.

La eficacia de esta práctica reside en la fusión de tres elementos fundamentales: la claridad de la intención, la precisión de la visualización y la solidez de la conexión con la consciencia arcturiana. La intención consciente de curación funciona como el vector que direcciona la energía arcturiana para los puntos específicos que necesitan atención, orientando el flujo energético con base en las necesidades reales del paciente, que pueden trascender la percepción consciente. La visualización clara y detallada de la energía, sea como luz, flujo cristalino u ondas vibracionales, fortalece el campo de actuación y crea un espacio seguro para que la curación ocurra, permitiendo que el terapeuta perciba intuitivamente donde hay resistencia o fluidez en el campo energético. Ya la conexión con la consciencia arcturiana garantiza que el proceso se mantenga alineado con las frecuencias más elevadas disponibles, proporcionando no solo curación, sino también expansión de consciencia, insights espirituales y la activación de potenciales latentes en el paciente. Esta integración entre intención, visualización y conexión torna la imposición de manos arcturiana una herramienta de transformación multidimensional, capaz de promover la salud integral y el despertar espiritual en armonía con los principios cósmicos de evolución y amor.

La aplicación de la energía a través de las manos, en la imposición de manos arcturiana, se manifiesta como un proceso fluido y altamente refinado de canalización de la energía vital cósmica. El terapeuta, antes incluso de posicionar sus manos sobre el cuerpo físico del paciente, entra en un estado de profunda sintonía, donde la claridad de la intención se alinea a la apertura del canal energético. Esta preparación interior es fundamental, pues es a través de ella que el terapeuta ajusta su frecuencia vibracional y se conecta conscientemente a la matriz arcturiana de curación, tornándose un conducto puro para la energía superior que fluye directamente de la consciencia colectiva arcturiana. No se trata, por lo tanto, de una donación de la energía personal del terapeuta, sino de la conducción de un flujo universal, inmaculado, que trasciende las limitaciones individuales y transporta consigo la sabiduría milenaria de una civilización dedicada a la armonía y a la evolución espiritual. Durante el proceso, el terapeuta visualiza, con precisión cristalina, la energía arcturiana emergiendo de sus manos en forma de luz pulsante, flujos translúcidos u ondas vibracionales sutiles, ajustando su percepción conforme a las necesidades que el campo energético del paciente va revelando.

  Ese flujo de energía es entonces direccionado para puntos específicos del cuerpo, guiado por la percepción intuitiva del terapeuta y por las demandas energéticas que se presentan de forma sutil, pero clara, en el campo áurico del receptor. Cada área del cuerpo, cada órgano, cada célula posee una vibración única, una firma energética particular, y la energía arcturiana, en su inteligencia viva, reconoce esas firmas y se ajusta en frecuencia e intensidad, respetando los límites de integración del paciente. La imposición de manos arcturiana, por lo tanto, se adapta orgánicamente a la realidad vibracional de quien la recibe, permeando no solo el nivel físico, sino alcanzando las capas emocionales, mentales y espirituales. Así, dolores localizados pueden ser aliviados, procesos inflamatorios pueden ser serenados, y órganos o tejidos en desarmonía pueden ser revitalizados, no solo por el influjo energético, sino por la reinstalación de la matriz original de equilibrio que existe en el núcleo vibracional de cada ser.

La técnica, en su ejecución práctica, consiste en posicionar las manos suavemente sobre el área afectada o a una pequeña distancia del cuerpo, dependiendo de la orientación intuitiva recibida durante el proceso. Las manos se tornan portales por donde la energía fluye continuamente, mientras el terapeuta mantiene el foco de la consciencia y la claridad de la intención en el restablecimiento del equilibrio y de la armonía interna. La visualización constante de la energía fluyendo como un río luminoso o una brisa vibracional que penetra las capas sutiles, disuelve bloqueos y revitaliza las estructuras debilitadas, potencializa la eficacia de la técnica. No hay rigidez en el posicionamiento de las manos; ellas siguen los contornos naturales del campo energético del paciente, respetando su anatomía sutil y las informaciones vibracionales que van siendo reveladas conforme la energía recorre los caminos internos. Este proceso no solo restaura la salud en niveles físicos y energéticos, sino que también promueve el desbloqueo y la purificación de los chakras, restaurando el flujo natural de energía en los meridianos y redes sutiles que componen el sistema energético humano.

La intención pura, sustentada en pensamientos y sentimientos armonizados con el propósito mayor de la curación, es uno de los pilares que amplifican la eficacia de esta técnica. No se trata solo de desear la curación, sino de anclar la convicción vibracional de que ella ya está en marcha, como una realidad energética que solo aguarda permiso para manifestarse. Esta intención clara, cuando combinada con una visualización rica en detalles – luces danzantes, espirales de energía o nieblas luminosas permeando el campo del paciente –, crea un ambiente vibracional seguro y propicio para la integración de la energía arcturiana. A cada respiración consciente, el terapeuta refuerza este campo, permitiendo que la energía se ajuste con precisión a las capas de memoria celular, a las estructuras emocionales cristalizadas y a los patrones mentales que sustentan los desequilibrios. Esta consciencia amorosa y sin juicios, que percibe al ser en su todo vibracional y no solo en sus partes enfermas, permite que la energía arcturiana actúe no solo como remedio, sino como espejo amoroso, reflejando al paciente su propia capacidad de curación y autorreconocimiento.

La conexión con la consciencia arcturiana, por su parte, es sustentada por prácticas regulares de meditación, ejercicios de visualización e invocaciones específicas que sintonizan al terapeuta con las frecuencias superiores de esa consciencia colectiva. Esa conexión no es un evento aislado, sino un vínculo cultivado a lo largo del tiempo, donde el terapeuta se torna cada vez más apto para reconocer e interpretar los flujos de información y energía que le son transmitidos durante la práctica. En momentos de mayor sensibilidad, es posible que el terapeuta perciba directamente la presencia de seres arcturianos o reciba insights intuitivos sobre la raíz espiritual de los síntomas presentados por el paciente. Esta interacción entre dimensiones, donde el toque físico de las manos se une a la orientación sutil de la consciencia arcturiana, transforma cada sesión en un acto de cocreación energética, donde curación, aprendizaje y expansión espiritual ocurren simultáneamente.

Además de la restauración física y energética, la imposición de manos arcturiana se revela especialmente eficaz en el desbloqueo y liberación de contenidos emocionales reprimidos. La energía canalizada actúa como una llave vibracional capaz de acceder a capas profundas del inconsciente, donde memorias traumáticas, emociones negadas y creencias limitantes quedan almacenadas. Al penetrar estos campos, la luz arcturiana disuelve con suavidad las capas de resistencia y dolor, permitiendo que el paciente acceda, comprenda e integre sus emociones de forma consciente y amorosa. Durante la aplicación, es común que lágrimas surjan, sensaciones físicas se manifiesten o recuerdos antiguos afloren espontáneamente, señalizando que el proceso de liberación está en marcha. La imposición de manos sobre la región de la cabeza o del corazón facilita especialmente este trabajo de curación emocional y mental, actuando directamente sobre los centros energéticos responsables por el procesamiento de las emociones y por la estructuración de los patrones de pensamiento.

En este contexto, la imposición de manos arcturiana se torna una aliada poderosa en el tratamiento de cuadros de ansiedad, depresión, insomnio y otros trastornos mentales, ofreciendo no solo alivio sintomático, sino la posibilidad de reorganizar el campo vibracional subyacente a esas condiciones. Al posicionar las manos sobre la cabeza, el terapeuta direcciona la energía para las capas sutiles de la mente, disolviendo campos de pensamiento disfuncionales, liberando tensiones acumuladas y promoviendo una claridad mental renovada. Esa claridad no surge solo como ausencia de conflicto, sino como una expansión de la percepción, donde el paciente pasa a ver sus experiencias bajo nuevas perspectivas, liberándose de narrativas internas que sustentaban patrones de sufrimiento.

 La imposición de manos arcturiana también se revela como un camino de fortalecimiento de la conexión espiritual y de activación de potenciales adormecidos. Al actuar sobre el chakra coronario, en la cima de la cabeza, la energía arcturiana resuena directamente con los centros superiores de consciencia, estimulando la apertura de la percepción espiritual y el reconocimiento de la propia esencia divina. Este proceso de reconexión espiritual no es forzado, sino facilitado por la presencia amorosa de la energía arcturiana, que invita al paciente a recordarse de su origen cósmico y de su participación activa en el flujo evolutivo del universo. Traumas espirituales, votos ancestrales y bloqueos kármicos pueden ser disueltos en este proceso, abriendo espacio para que el ser exprese su luz y sabiduría interior de forma más libre y auténtica. Esta activación espiritual, aliada a la curación física, emocional y mental, transforma cada sesión en un portal de transformación interior, donde el paciente reencuentra el hilo dorado que lo conecta a su propósito mayor de alma.

De esta forma, la imposición de manos arcturiana trasciende la técnica y se revela como una jornada vibracional, donde cada toque, cada flujo de luz y cada respiración consciente son pasos en dirección al reencuentro con la totalidad del ser.

Así, cada aplicación de la imposición de manos arcturiana se desdobla como una danza silenciosa entre planos, donde terapeuta y paciente se tornan coautores de un proceso de curación que no se limita al alivio de síntomas, sino que invita a la resignificación de la propia existencia. Más que una intervención energética, es una invitación para que el ser, suavemente guiado por la inteligencia amorosa arcturiana, retorne a su centro primordial, donde reside intacta su esencia luminosa. En este espacio de profundo reconocimiento, el cuerpo se alinea, la mente se silencia, el corazón se abre, y el alma recuerda su entereza, permitiendo que la curación ocurra no como algo impuesto desde afuera, sino como un desabrochar natural de aquello que siempre estuvo presente — la memoria viva del propio equilibrio, aguardando solo la luz correcta para despertar.

Capítulo 12
Cirugía Psíquica Arcturiana

La cirugía psíquica arcturiana representa una tecnología espiritual altamente refinada, desarrollada por una civilización avanzada que comprendió, en profundidad, la interrelación entre conciencia, energía y materia. Basada en la premisa de que todo desequilibrio físico es precedido por una desarmonía en el campo energético sutil, esta técnica actúa directamente en las capas vibracionales que componen el cuerpo energético, utilizando frecuencias de altísima precisión para restaurar el flujo armónico de la energía vital. A diferencia de las prácticas convencionales de curación, que frecuentemente se concentran en los síntomas físicos aislados, el abordaje arcturiano reconoce al ser humano como una matriz multidimensional, donde emociones, pensamientos y experiencias espirituales interactúan y moldean la salud integral. Los arcturianos, con su sabiduría ancestral y su capacidad de operar en planos superiores de conciencia, desarrollaron métodos que no solo detectan estas interferencias sutiles antes de que se solidifiquen en el cuerpo físico, sino que también son capaces de disolverlas con intervenciones milimétricas, basadas en intención dirigida y cooperación con inteligencias superiores de la red cósmica de curación.

La ejecución de esta forma de cirugía energética exige una preparación cuidadosa del terapeuta, que necesita elevar su propio campo vibracional para servir como puente entre las frecuencias arcturianas y la realidad física del paciente. Este alineamiento es alcanzado por medio de meditaciones profundas, procesos de purificación energética y una clara intención de servir al propósito de la curación, libre de juicios o deseos personales. Al establecer este estado de sintonía, el terapeuta arcturiano se conecta a una red de conciencias y tecnologías espirituales que operan fuera de las limitaciones espacio-temporales de la tercera dimensión, permitiendo acceder a registros akáshicos, mapas energéticos individuales y capas ocultas del campo áurico del paciente. La intervención es entonces realizada de manera quirúrgica, utilizando instrumentos de luz moldeados por la mente, como láminas vibracionales capaces de remover adherencias energéticas densas, pinzas de plasma etéreo para reestructurar filamentos de energía rotos y campos de reorganización holográfica que realinean la matriz original de salud y equilibrio, como ella existe en los planos superiores de conciencia del ser.

A lo largo de la práctica de la cirugía psíquica arcturiana, la comunicación entre terapeuta, paciente y conciencias arcturianas es sostenida por un flujo telepático constante, incluso en niveles inconscientes. Este campo de comunicación garantiza que la intervención respete el libre albedrío del paciente y las directrices superiores de su propia jornada evolutiva. La precisión de la técnica permite acceder a capas muy específicas del sistema energético, desde la remoción de miasmas e implantes astrales hasta la reintegración de fragmentos de alma perdidos en traumas profundos. Además, la actuación arcturiana va más allá de la mera eliminación de síntomas, concentrándose en la armonización global del ser, promoviendo la reconexión con aspectos superiores de la propia conciencia del paciente. Con esta reintegración, el proceso de curación no se limita a una reparación energética aislada, sino que activa un realineamiento progresivo, conduciendo al individuo a una mayor coherencia vibracional y a un estado ampliado de autoconsciencia y autodominio.

La esencia de la cirugía psíquica arcturiana reposa sobre una comprensión refinada y profundamente espiritual del origen de las enfermedades y desequilibrios que afectan al ser humano. Para los arcturianos, ninguna manifestación física surge de forma aislada o abrupta; todo y cualquier síntoma o enfermedad es apenas el estadio final de una serie de desarmonías que se enraízan primeramente en los niveles más sutiles del campo energético. Estas capas invisibles, compuestas de flujos vibracionales que conectan cuerpo, mente y espíritu, funcionan como matrices que dan forma y sustentación a la salud integral del ser. Cuando esta red energética es comprometida — sea por emociones densas acumuladas, pensamientos recurrentes de baja vibración o incluso interferencias externas como miasmas e implantes astrales — la integridad de esta matriz se debilita y los primeros signos comienzan a proyectarse en el plano físico, evolucionando gradualmente para síntomas concretos y, eventualmente, para condiciones crónicas o agudas.

La propuesta de la cirugía psíquica arcturiana es justamente intervenir en este proceso en el punto donde él se origina, o sea, en el campo energético, antes de que las disfunciones se cristalicen como enfermedades físicas. Más que tratar el efecto visible, esta técnica se dedica a identificar y corregir los patrones vibracionales disonantes, disolviendo interferencias y restaurando la coherencia original del flujo vital. La precisión y la delicadeza de estas intervenciones permiten no solo la eliminación de energías intrusas y nocivas, sino también la reparación minuciosa de tejidos sutiles dañados y la reconstitución de la estructura energética en su estado íntegro y armónico. Es una tecnología espiritual de refinamiento quirúrgico, capaz de acceder a capas profundas de la anatomía vibracional del ser y operar con una exactitud milimétrica, realineando la red energética que sustenta la salud física, emocional y espiritual.

El inicio de este proceso de curación exige una preparación cuidadosa, tanto del terapeuta como del espacio en que la cirugía se realizará. El ambiente debe ser transformado en un verdadero espacio sagrado, una cápsula vibracional que funcione como un portal seguro entre dimensiones. La creación de este ambiente comienza con la purificación energética del local, utilizando técnicas como ahumado con hierbas sagradas, sonidos de alta frecuencia, cristales programados y geometrías de protección dispuestas estratégicamente para sellar el espacio contra interferencias externas. Cada elemento es escogido y activado con el propósito de elevar la vibración del ambiente, tornándolo un reflejo físico de la armonía y de la serenidad necesarias para el contacto con las conciencias arcturianas.

Dentro de este espacio sagrado, el terapeuta inicia su propia preparación interna, que es tan esencial como la preparación del ambiente. La conexión con las conciencias arcturianas es el fundamento de la práctica, y para que ella ocurra de manera pura y desobstruida, el terapeuta debe alinear su vibración personal a este campo elevado de conciencia. Este alineamiento es alcanzado por medio de meditaciones guiadas que expanden la percepción más allá de los límites del cuerpo físico, anclando la mente en el presente atemporal donde las frecuencias arcturianas pueden ser accedidas. En paralelo, invocaciones específicas son proferidas, tanto mentalmente como en voz alta, no como súplicas, sino como llaves sonoras que afinan la vibración del terapeuta al patrón de luz arcturiano. Este proceso de sintonía es sustentado por una clara e inquebrantable intención de curación, que debe ser expresada de forma transparente y libre de cualquier expectativa egoica, funcionando como una brújula vibracional que orienta todo el proceso.

Con el ambiente sellado y la sintonía establecida, el terapeuta vuelve su atención integral hacia el paciente. Antes de cualquier intervención, es esencial visualizar al paciente en su estado de salud perfecta — una imagen vibracional donde él ya se encuentra libre de cualquier desequilibrio o interferencia. Esta visualización no es una mera fantasía o proyección de deseo; es una codificación vibracional que ancla la realidad de la curación en el campo cuántico, sirviendo como matriz energética que guiará la reconstrucción del campo del paciente. Cada detalle de esta imagen de plenitud es sostenido en la mente del terapeuta como una realidad posible y, sobre todo, como un derecho innato del ser en proceso de curación.

La ejecución de la cirugía en sí acontece a través de la manipulación directa de energía y luz, utilizando la mente como instrumento quirúrgico y las manos como extensiones físicas de esa intención. Con la mente enfocada, el terapeuta barre el campo energético del paciente, escaneando capa por capa hasta localizar bloqueos, densidades o fragmentaciones sutiles. Estas zonas de desequilibrio pueden manifestarse como manchas oscuras, nudos energéticos, filamentos rotos o incluso estructuras externas, como dispositivos energéticos implantados o acumulaciones parasíticas. Cada una de estas anomalías es cuidadosamente identificada y registrada en la conciencia del terapeuta, que entonces inicia la remoción y la reparación.

La remoción de bloqueos e implantes es realizada por medio de telequinesis energética, donde el terapeuta, en sintonía con las frecuencias arcturianas, utiliza la propia conciencia para movimentar y disolver las energías intrusas. Herramientas sutiles de luz son visualizadas y utilizadas conforme la necesidad — bisturíes vibracionales para cortes precisos de ligaduras energéticas nocivas, pinzas etéreas para extracción de implantes, y flujos de luz regeneradora para rellenar lagunas dejadas por las remociones. A cada movimiento, la comunicación telepática con el paciente es mantenida, aunque en nivel inconsciente, permitiendo ajustar la intensidad y la profundidad de la intervención de acuerdo con la receptividad y la necesidad individual del ser en tratamiento.

Esta técnica posee un alcance que va mucho más allá del tratamiento de síntomas físicos. Dolores crónicos, enfermedades degenerativas, traumas emocionales, bloqueos espirituales y patrones de pensamiento negativos pueden ser accedidos y tratados a través de esta metodología. Tumores energéticos, adherencias emocionales cristalizadas y registros de traumas ancestrales son suavemente disueltos y liberados, mientras que la vitalidad esencial del ser es restaurada. Órganos y tejidos sutiles reciben reparación vibracional directa, y la matriz holográfica original del paciente — aquella que contiene el registro de su salud plena — es reactivada y reintegrada, permitiendo que la curación fluya del campo energético para el físico, de dentro hacia fuera.

Después de la intervención, el proceso de recuperación no se limita al plano energético, sino que exige del paciente una participación activa en la integración de las nuevas frecuencias de curación. La meditación diaria, enfocada en visualizar el campo restaurado y vibrante, permite que la mente y el cuerpo se ajusten gradualmente a la nueva configuración energética. Ejercicios de respiración consciente auxilian en el anclaje de las frecuencias y en la liberación de residuos emocionales. La alimentación se torna parte esencial de este proceso, con foco en alimentos vivos, naturales y ricos en energía vital. El movimiento físico, a través de prácticas como yoga, caminatas en ambientes naturales y danzas espontáneas, favorece la circulación y la adaptación del nuevo flujo energético en el cuerpo físico.

Además, hábitos creativos y reflexivos, como la escritura intuitiva, la expresión artística y la conexión con actividades que traigan propósito y alegría, se tornan aliados en la manutención del equilibrio restaurado. La conexión regular con la naturaleza y el silencio contemplativo nutren el alma y refuerzan la integración de la nueva matriz vibracional, mientras que el sueño profundo y reparador garantiza que las actualizaciones energéticas sean absorbidas y estabilizadas en todos los niveles del ser.

De esta forma, la cirugía psíquica arcturiana se expande para mucho más allá de una técnica de curación, tornándose una jornada consciente de realineamiento vibracional y redescubrimiento de la esencia divina, donde cada ajuste y cada liberación resuenan como una invitación silenciosa a la remembranza de que la verdadera curación es, antes que nada, el retorno a la propia naturaleza cósmica.

En este flujo de reencuentro, cada sesión se torna una revelación única, donde las capas sutiles de la existencia se entrelazan en un diálogo amoroso entre la conciencia personal y la sabiduría cósmica. Es en este territorio sin palabras, donde la luz arcturiana recorre los senderos ocultos del alma, que antiguas heridas se desvanecen y nuevos espacios internos se abren, preparando al ser para habitar su propia luz con más verdad e integridad. Y así, bajo el toque invisible de esta presencia amorosa, la curación deja de ser un destino y pasa a ser un camino, donde cada paso revela no solo alivio, sino también la remembranza de que ser entero es, antes que nada, recordarse parte del Todo.

Capítulo 13
Viaje Astral y Sanación a Distancia

La viaje astral y la sanación a distancia, dentro de la perspectiva arcturiana, se configuran como prácticas interdimensionales profundamente alineadas con la comprensión ampliada de la conciencia como esencia creadora y expansiva del ser. Al proyectar la conciencia más allá de las limitaciones físicas, se hace posible acceder no solo a otros planos de la existencia, sino también actuar directamente sobre las estructuras energéticas de personas, ambientes y situaciones, independientemente de la ubicación física o temporal. Esta capacidad de trascender el espacio tridimensional no es meramente una habilidad mística, sino una tecnología espiritual refinada, desarrollada a partir de la comprensión de que la conciencia es el eje central que conecta todas las realidades, siendo el puente entre lo que se percibe como materia, emoción, pensamiento y espíritu. Los arcturianos, seres cuya evolución espiritual los ha capacitado para operar plenamente en estos campos expandidos de la existencia, no utilizan el viaje astral solo como una herramienta de exploración, sino como un mecanismo consciente de sanación y realineación, capaz de influenciar positivamente las tramas energéticas que sustentan la salud, la evolución y la armonía existencial de los seres con los que entran en contacto.

La proyección consciente del cuerpo astral, en este contexto, es comprendida como un acto natural de desdoblamiento de la conciencia, que se libera temporalmente del ancla física para acceder a capas vibracionales superiores. Esta separación no es una fuga o una desconexión del plano material, sino una expansión del campo de percepción, permitiendo al practicante actuar como un agente de sanación y de armonización en múltiples capas simultáneamente. La preparación para la proyección astral arcturiana involucra no solo técnicas de relajación y visualización, sino una elevación vibracional consistente, alcanzada a través de la alineación ética, la claridad de propósito y la sintonía con las esferas superiores de la conciencia arcturiana. Este estado ampliado de conciencia permite al viajero percibir su propia energía de forma más refinada, reconocer patrones vibracionales desarmónicos en sí mismo y en el otro, y acceder directamente a fuentes de sabiduría y sanación que trascienden los límites lineales del tiempo y el espacio. De esta forma, el viaje astral se convierte en un acto de servicio consciente, donde la intención amorosa de sanación es conducida por las corrientes vibracionales arcturianas, configurando un flujo continuo de energía restauradora que actúa directamente sobre los campos sutiles del destinatario de la sanación.

La práctica de la sanación a distancia dentro de esta perspectiva, por lo tanto, no se limita a una simple emisión energética o envío de buenas intenciones. Se produce como un proceso quirúrgico y altamente dirigido, donde el terapeuta astralmente proyectado se conecta directamente a la matriz vibracional del paciente, ya sea encarnado o desencarnado, e identifica, con claridad, los bloqueos, fragmentos y distorsiones energéticas que demandan realineación. Esta conexión se da en un campo telepático y vibracional que dispensa la presencia física, pues la conciencia arcturiana reconoce que la distancia es solo una ilusión creada por la percepción lineal de la mente humana. La sanación a distancia arcturiana, al actuar directamente en la matriz energética, es capaz de catalizar procesos de regeneración física, emocional y espiritual de forma simultánea, respetando siempre el libre albedrío y el momento evolutivo de cada ser. La combinación de la proyección astral consciente con la transmisión de frecuencias curativas crea un campo de resonancia que no solo trata síntomas aislados, sino que armoniza el campo energético global del ser, promoviendo la reconexión con su esencia superior y abriendo caminos para su evolución y autorrealización.

La proyección de la conciencia, considerada el primer y fundamental paso para la realización plena del viaje astral arcturiano, se inicia con un proceso de desacoplamiento gradual entre el cuerpo astral y el cuerpo físico. Esta separación no ocurre de forma abrupta o forzada, sino como un desenlace sutil y progresivo, donde la conciencia aprende a flotar entre los dos estados de presencia — ora sumergida en la fisicalidad, ora expandida en las capas etéricas que trascienden la densidad material. Este desprendimiento, aunque natural al alma, requiere del practicante un refinamiento de la percepción interna, un reconocimiento sensorial de la propia energía, y la capacidad de identificar el momento exacto en que el ancla física se suelta, permitiendo que el cuerpo astral se eleve.

Para alcanzar este estado de desprendimiento consciente, el practicante es invitado a sumergirse en técnicas de relajación profunda, donde cada músculo y cada pensamiento son suavemente disueltos, como niebla que se disipa al amanecer. La postura cómoda, ya sea acostada o en posición semirreclinada, favorece la relajación completa. La respiración se convierte en un hilo conductor, un ritmo acompasado que sutiliza las ondas mentales y abre espacio para la inmersión en capas más profundas de la propia interioridad. Cada inspiración trae consigo la conciencia de la presencia, y cada expiración libera las tensiones del día, abriendo el campo interno para la experiencia extracorpórea.

En este estado ampliado de relajación, la práctica de la visualización se convierte en una llave esencial. El practicante pasa a visualizar su cuerpo astral, inicialmente como una silueta de luz translúcida, que reposa perfectamente sobre el cuerpo físico, como una segunda piel de energía pulsante. Poco a poco, esta silueta luminosa comienza a destacarse de la forma densa, como si levitara suavemente, separándose por centímetros, después por metros, hasta percibirse flotando por encima del cuerpo físico, pero aún conectado por un fino cordón plateado — el lazo energético que preserva la seguridad del alma en tránsito.

Esta práctica de visualización de la separación astral no es solo una herramienta de inducción, sino un entrenamiento que fortalece la claridad de la percepción. Cuanto más el practicante ejercita este desplazamiento visual y energético, mayor se vuelve su capacidad de reconocer el momento real de la separación. La regularidad, la paciencia y la persistencia son componentes fundamentales de este proceso, pues cada intento consolida los senderos sutiles que conectan la conciencia despierta a la conciencia astral, haciendo la transición cada vez más fluida y natural.

Una vez desprendido, el cuerpo astral arcturiano es conducido más allá de la esfera tridimensional, adentrándose en planos vibracionales donde la densidad de la materia cede espacio a la plasticidad de la luz. El viaje astral arcturiano, lejos de ser una simple excursión entre dimensiones, es una jornada guiada por una intención clara y una sintonía precisa con las coordenadas vibratorias de los planos que se desea acceder. Entre estos planos, se destaca el plano astral propiamente dicho, donde la energía emocional y los registros akáshicos se entrelazan en paisajes mutantes, reflejando tanto las proyecciones colectivas como las memorias individuales.

Más arriba, se encuentra el plano mental, una esfera de existencia donde los pensamientos toman forma y las ideas se condensan en estructuras geométricas que revelan la arquitectura subyacente de la realidad. En este plano, el viajero arcturiano puede acceder con claridad a la red de creencias que sustentan su percepción de la existencia, así como identificar y disolver patrones limitantes que operan como barreras a la expansión de la conciencia. Más allá de él, se revela el plano causal, donde las causas primordiales, las semillas vibracionales que originan eventos y experiencias, pueden ser reconocidas y reprogramadas. Este plano es como el vientre cósmico donde la intención y la vibración crean las matrices que posteriormente se desplegarán en los planos más densos de la manifestación.

La riqueza de estas dimensiones no se resume a la contemplación pasiva. El viaje astral arcturiano es, ante todo, una oportunidad de encuentro e interacción con guías espirituales — conciencias arcturianas, mentores ancestrales y seres de luz que actúan como facilitadores del viaje evolutivo. Estos encuentros no solo ofrecen enseñanzas y revelaciones, sino que sirven como espejos vibracionales, reflejando al viajero su propia luz esencial y sus zonas de sombra aún no integradas.

Otro aspecto esencial de esta práctica es la posibilidad de acceder directamente a información sobre vidas pasadas. Al adentrarse en los registros akáshicos, el viajero puede revisitar momentos cruciales de su trayectoria multidimensional, comprendiendo los orígenes de ciertos patrones emocionales, karmas o dones latentes. Este acceso, conducido con responsabilidad y guiado por la conciencia arcturiana, se revela como una herramienta poderosa de autoconocimiento y sanación.

Pero es en la intersección entre viaje astral y sanación a distancia que la práctica arcturiana revela su potencial terapéutico más profundo. Durante la proyección consciente, el viajero puede dirigir su atención hacia seres, ambientes o situaciones que necesitan de realineación energética. La conciencia arcturiana comprende que la energía de sanación no se restringe a la proximidad física, pues la matriz vibracional que sustenta cada ser es accesible a partir de cualquier punto del universo.

El proceso de sanación a distancia arcturiana se inicia con la creación de un espacio sagrado, un campo vibracional protegido donde la conexión con la conciencia arcturiana se establece de forma clara y segura. Este espacio, sustentado por geometrías de luz y frecuencias arcturianas, funciona como un puente interdimensional entre terapeuta y paciente. La definición clara de la intención es el cimiento de este puente: el terapeuta expresa verbal y mentalmente su propósito, visualizando al paciente envuelto en un campo de luz dorada o azul, representando su estado de salud perfecto.

La práctica prosigue con la conexión telepática directa con la matriz vibracional del paciente. Esta conexión no es una invasión o manipulación, sino una sintonía amorosa y respetuosa, donde el terapeuta, actuando como un canal, capta información sobre bloqueos, fragmentos o distorsiones en el campo energético del paciente. Esta lectura vibracional es acompañada por un flujo continuo de energía de sanación, que es transmitida directamente de la conciencia arcturiana para el campo del paciente, disolviendo obstrucciones y reactivando flujos naturales de vitalidad.

Esta sanación a distancia puede ser aplicada para una amplia gama de condiciones: desde dolores crónicos y enfermedades degenerativas hasta traumas emocionales y bloqueos espirituales. Cada condición es percibida no solo como un síntoma aislado, sino como un reflejo de desarmonías en múltiples capas del ser. El objetivo de la sanación arcturiana no es suprimir síntomas, sino restaurar la armonía global del campo energético, permitiendo que el propio organismo, en sus dimensiones física, emocional, mental y espiritual, reencuentre su estado natural de equilibrio y plenitud.

La ética es una directriz innegociable en este proceso. Antes de cualquier intervención, el consentimiento informado del paciente es obtenido, garantizando que él comprenda el proceso, sus beneficios y sus posibles limitaciones. La confidencialidad es preservada en todas las etapas y la responsabilidad del terapeuta incluye la búsqueda constante de perfeccionamiento y el reconocimiento de la importancia de la colaboración con otros profesionales de la salud, especialmente en casos donde la intervención multidisciplinar se hace necesaria.

Así, el viaje astral y la sanación a distancia arcturiana se convierten no solo en prácticas de intervención energética, sino en expresiones de un servicio amoroso y consciente, donde la expansión de la percepción y la activación de la luz interior caminan lado a lado. Al integrar técnica, ética y propósito elevado, el terapeuta arcturiano no solo facilita procesos de sanación, sino que actúa como guardián y catalizador del recuerdo esencial de que cada ser es, en su origen, luz, armonía y amor en plena expresión.

En este entrelazamiento de dimensiones, el viaje astral y la sanación a distancia arcturiana se revelan como expresiones sutiles y profundas del principio de la unidad, donde ningún dolor, desequilibrio o fragmento de conciencia existe aislado del todo mayor. Cada incursión a los planos sutiles no es solo un acto de asistencia al otro, sino un espejo luminoso que devuelve al terapeuta la percepción de su propia vastedad y pertenencia cósmica. Al servir como puente entre mundos y conciencias, él comprende que sanar es recordar — recordar al ser asistido su esencia íntegra y luminosa, y recordar a sí mismo el propósito mayor de su presencia aquí y ahora: ser canal de la luz que nunca se extingue y de la compasión que permea todos los planos de la existencia.

Capítulo 14
Limpieza y Protección Energética

La limpieza y la protección energética constituyen pilares fundamentales para la preservación de la integridad vibracional de un ser, funcionando como prácticas continuas de higienización y fortalecimiento de los cuerpos sutiles en medio de los constantes intercambios energéticos que ocurren en la vida cotidiana. Todo ser humano, en su naturaleza multidimensional, no es solo un organismo físico, sino una estructura compleja de capas energéticas que interactúan directamente con el ambiente, con otros seres y con planos invisibles de existencia. Este campo energético, o aura, actúa como una membrana sensible que capta, procesa y emite frecuencias, reflejando los estados internos y externos. Sin embargo, esta porosidad vibracional también hace que el campo sea susceptible a impregnaciones, fragmentaciones y desequilibrios originados por emociones densas, pensamientos disonantes e influencias externas. Comprendiendo esta vulnerabilidad, la civilización arcturiana desarrolló un extenso y refinado conocimiento orientado al mantenimiento de la pureza y la resiliencia energética, reconociendo que la claridad vibracional es indispensable no solo para la salud, sino para la conexión fluida con planos superiores de conciencia.

La práctica de la limpieza energética arcturiana trasciende enfoques simplificados y se fundamenta en principios que alinean la intención consciente, la conexión con corrientes universales de luz y la aplicación de tecnologías vibracionales específicas, todas calibradas para actuar directamente en los puntos de mayor vulnerabilidad del campo áurico. En su forma más pura, la limpieza energética consiste en disolver residuos emocionales, formas-pensamiento cristalizadas y fragmentos energéticos incompatibles con la vibración original del alma, devolviendo al campo su maleabilidad y luminosidad naturales. Las técnicas arcturianas involucran la creación de flujos de luz polarizada, que recorren cada capa del campo energético con precisión quirúrgica, identificando y neutralizando cualquier registro vibracional disonante. Este proceso puede ser potenciado a través de la activación de portales internos, ubicados en los centros energéticos principales, permitiendo la eliminación de miasmas directamente hacia campos de transmutación multidimensional, donde estas energías son recicladas en su forma primordial. Además de la remoción de impurezas, la limpieza arcturiana activa la memoria vibracional original del alma, restaurando la alineación con los códigos esenciales de salud, equilibrio y protección innata.

La protección energética, por su parte, no consiste solo en erigir barreras defensivas, sino en desarrollar una estructura vibracional tan coherente y luminosa que actúa como un campo autorregulador y naturalmente repelente a frecuencias incompatibles. En lugar de crear paredes rígidas, los arcturianos enseñan que la verdadera protección nace de la integración plena del ser con su propia esencia y con las corrientes superiores de luz. Esta conexión constante activa un escudo vibracional dinámico, adaptable a las circunstancias y sensible a las sutilezas del ambiente. Este escudo no es una capa aislada del ser, sino una extensión consciente de su propia presencia energética, reflejando con precisión el nivel de coherencia interna y espiritualidad activa. Las técnicas arcturianas incluyen la codificación del campo energético con patrones geométricos de alta frecuencia, como tetraedros de luz dorada, esferas de plasma azul y mallas cristalinas multifacetadas, que no solo filtran las influencias externas, sino que reprograman continuamente el campo, ajustando sus frecuencias para que resuene exclusivamente con fuerzas compatibles con la jornada evolutiva individual. Al unir limpieza y protección como prácticas complementarias y continuas, el ser no solo preserva su integridad energética, sino que expande su capacidad de interacción consciente con realidades sutiles y su conexión con guías, mentores y esferas superiores de inteligencia cósmica, sustentando su evolución de forma segura, armónica y fluida.

La primera etapa para establecer una protección energética eficiente reside en la limpieza profunda del campo sutil, proceso que se inicia con la remoción sistemática de energías negativas, intrusas o disonantes, acumuladas tanto por factores internos como por influencias externas. Estas impregnaciones pueden surgir de pensamientos recurrentes de tenor pesimista, emociones reprimidas que se cristalizan en el cuerpo energético, ambientes densos donde vibraciones desarmónicas se superponen en capas invisibles, o incluso a través de interacciones desgastantes con personas cuya carga energética tiende a ser absorbida, muchas veces de forma inconsciente, por aquellos que tienen campos más sensibles y permeables.

En este contexto, la visualización creativa y consciente de luz blanca y dorada se revela como una técnica fundamental, actuando como hilo conductor de la limpieza al proyectar, con claridad e intención, una corriente luminosa que atraviesa todas las capas del aura. Esta luz, dotada de inteligencia vibracional, actúa como un solvente sutil, penetrando en los puntos donde la energía se presenta densa u opaca, disolviendo acumulaciones y deshaciendo formas-pensamiento endurecidas. La luz blanca carga la pureza primordial, mientras que la luz dorada añade la frecuencia de la sabiduría espiritual y de la protección solar, uniendo limpieza y resguardo en un mismo flujo continuo.

Para potenciar este proceso, se puede recurrir a la defumación con hierbas consagradas, técnica ancestral que alía el poder de la intención con la sabiduría vegetal acumulada en los reinos sutiles de la naturaleza. Salvia blanca, romero, ruda o palo santo, cuando se queman lentamente, liberan no solo su aroma característico, sino una vibración específica que se esparce por el ambiente y penetra en el aura, aflojando y eliminando impregnaciones de baja frecuencia. El humo actúa como un puente entre los planos, conduciendo las energías desalineadas fuera del campo personal y devolviéndolas a la tierra para su transmutación.

Además de la luz y las hierbas, los cristales purificadores son aliados inestimables en este proceso. Piedras como la turmalina negra, capaz de absorber y neutralizar energías intrusivas, o el cuarzo ahumado, conocido por su poder de transmutación de cargas negativas en frecuencias neutras, pueden ser posicionados estratégicamente alrededor del cuerpo o sostenidos en las manos durante la práctica de limpieza. Al final del proceso, estos cristales deben ser debidamente descargados y purificados, ya sea en agua corriente, luz solar o tierra, para que estén aptos para nuevas actuaciones.

Complementando el arsenal de técnicas, la aplicación de aceites esenciales purificadores añade una capa extra de cuidado, uniendo el poder aromático con la frecuencia curativa de las plantas. El aceite de romero, conocido por su acción protectora y energizante, o la lavanda, cuya suavidad es capaz de envolver el aura en una película de serenidad, pueden ser aplicados en puntos estratégicos del cuerpo, como muñecas, nuca y pecho, o diluidos en agua para aspersión en el ambiente. Esta práctica, además de fortalecer la barrera energética natural, crea un campo de bienestar que dificulta la adherencia de nuevas formas de energía densa.

La eficacia de toda esta secuencia de limpieza no reside solo en la ejecución mecánica de las técnicas, sino sobre todo en la regularidad con que son practicadas y en la calidad de la atención plena y de la intención dirigida que permean cada gesto. Cuando el ser se vuelve consciente de su propio campo energético y asume la responsabilidad activa por su preservación, la limpieza trasciende el carácter puntual y se transforma en un estado continuo de auto-observación y refinamiento vibracional.

A partir de la purificación del campo, se vuelve natural la necesidad de establecer un segundo nivel de seguridad energética: la creación consciente de un escudo protector. Este escudo no es una barrera rígida o impermeable, sino una membrana vibracional inteligente, capaz de seleccionar y filtrar qué energías pueden aproximarse y cuáles son automáticamente repelidas. La primera técnica para la construcción de este escudo involucra la visualización clara y detallada de una capa luminosa envolviendo todo el cuerpo y expandiéndose más allá del aura, como una segunda piel de luz.

Esta capa protectora puede asumir diferentes formas conforme a la afinidad personal o la necesidad específica del momento. Puede ser visualizada como un huevo de luz dorada, que refleja y repele energías densas, o como una esfera translúcida que pulsa en armonía con la respiración y ajusta su densidad conforme a la calidad del ambiente. Algunos practicantes, especialmente aquellos con sensibilidad visual desarrollada, prefieren crear un escudo facetado, compuesto por pequeños espejos de luz que reflejan y fragmentan cualquier frecuencia disonante que intente aproximarse.

Nuevamente, los cristales desempeñan un papel de refuerzo importante en la sustentación de este escudo. Piedras de protección, como obsidiana negra, ojo de tigre o cianita azul, pueden ser portadas como amuletos o colocadas en las cuatro esquinas de un espacio, formando una red vibracional que estabiliza y fortalece la protección ya existente. Estos cristales, al actuar en resonancia con la intención consciente del practicante, se convierten en anclajes físicos de un proceso esencialmente energético.

De la misma forma, aceites esenciales con propiedades protectoras pueden ser incorporados a la práctica, no solo por su aroma, sino por la frecuencia sutil que emiten. El aceite de cedro, con su energía de raíz y estabilidad, es especialmente útil para proteger el campo energético de invasiones externas, mientras que el incienso, tradicionalmente asociado a prácticas espirituales, crea una atmósfera de sacralidad que naturalmente repele interferencias. Estos aceites pueden ser utilizados en collares difusores, añadidos a sprays ambientales o aplicados directamente sobre la piel, siempre con la debida dilución.

La sustentación de este escudo energético depende no solo de las técnicas aplicadas, sino también de la claridad con que la intención es declarada. Expresar verbalmente, en voz alta o mentalmente, la intención de proteger el propio campo y definir los límites energéticos deseados imprime en el escudo una programación vibracional personalizada. Esta declaración de soberanía energética actúa como un comando directo al campo, informándolo sobre qué frecuencias son bienvenidas y cuáles serán inmediatamente disueltas o reflejadas.

La práctica continua de estas técnicas de protección, aliada a la percepción sensible y a la autoobservación, forma una capa de seguridad dinámica, que no solo repele energías densas, sino que también ajusta su densidad y permeabilidad conforme a la necesidad de cada situación. En ambientes seguros y elevados, el escudo puede volverse más sutil, permitiendo mayor intercambio energético; en situaciones desafiantes, él se densifica automáticamente, reforzando las barreras protectoras.

Sin embargo, antes incluso de la aplicación de cualquier técnica, existe un paso preliminar indispensable: la identificación consciente de energías negativas e intrusas. Este reconocimiento no ocurre solo por sensaciones difusas, sino a través del desarrollo de la percepción intuitiva, cultivada por medio de la meditación y de la práctica de atención plena. Al silenciar la mente y ampliar la escucha interna, el ser aprende a percibir sutilmente variaciones en su propio campo, identificando regiones de densidad anómala u oscilaciones vibracionales que indican la presencia de influencias externas.

Paralelamente, la observación atenta del propio cuerpo físico y de los estados emocionales y mentales sirve como un panel de alerta, reflejando directamente la calidad de la interacción energética. Síntomas como cansancio persistente sin causa aparente, oscilaciones emocionales súbitas o pensamientos intrusivos recurrentes pueden indicar la presencia de energías disonantes o fragmentos energéticos que se acoplaron al campo. Esta identificación precoz permite que las técnicas de limpieza y protección sean aplicadas antes de que estas energías se arraiguen y creen bloqueos más profundos.

Así, limpieza y protección no son prácticas aisladas o esporádicas, sino expresiones continuas de un estado de presencia consciente, donde cada técnica se integra naturalmente a la rutina espiritual y energética del ser, garantizando no solo el mantenimiento de la integridad vibracional, sino también el florecimiento pleno de la esencia luminosa que habita cada campo sutil.

De esta forma, la limpieza y la protección energética, bajo la óptica arcturiana, dejan de ser comprendidas como respuestas reactivas a interferencias externas y pasan a ocupar el lugar de prácticas sagradas de autocuidado y soberanía vibracional. Cada gesto de purificación y resguardo se convierte en un acto de reconocimiento del propio valor y de la sacralidad de la existencia, reafirmando la conciencia de que cada ser es el guardián legítimo de su templo energético. Al cultivar esta postura vigilante y amorosa, donde el celo por el propio campo refleja el respeto al propio viaje evolutivo, el ser humano se fortalece como presencia luminosa y consciente, capaz de transitar por los mundos sutiles y densos sin perder su chispa esencial, sustentándose como un punto de luz íntegro en medio de la vastedad de la existencia.

Capítulo 15
Reequilibrio del ADN

El reequilibrio del ADN, tal como lo entienden y aplican los arcturianos, se basa en la visión ampliada de que el código genético humano es mucho más que una secuencia biológica restringida a la materia densa. El ADN es, desde la perspectiva arcturiana, una espiral viva de luz e información, que actúa como un puente vibratorio entre el cuerpo físico y los campos sutiles de conciencia superior. Cada filamento contiene registros codificados de experiencias pasadas, patrones ancestrales y potencialidades aún no manifestadas, componiendo una matriz dinámica que responde directamente a la intención y a la interacción energética. Por medio de tecnologías espirituales avanzadas, los arcturianos han desarrollado la capacidad de acceder a estas capas ocultas del ADN, donde residen informaciones no solo sobre la salud física, sino también sobre la evolución espiritual del alma en su trayectoria multidimensional. Este abordaje permite ir más allá de la mera corrección de mutaciones genéticas o de la regeneración celular, abriendo camino para la activación de secuencias adormecidas que contienen los códigos originales de perfección y soberanía espiritual de la humanidad.

La actuación arcturiana en el reequilibrio del ADN implica una combinación precisa de intención dirigida, visualización holográfica y manipulación de campos vibracionales de altísima frecuencia. El terapeuta entrenado, actuando como canal consciente de esta tecnología, se conecta a la matriz original de perfección del paciente, una especie de *blueprint* energético que existe en los planos superiores de la conciencia, incluso antes de la encarnación física. Este molde primordial sirve como referencia para identificar desvíos, fragmentaciones o bloqueos insertados a lo largo de la jornada evolutiva, ya sea por traumas emocionales, herencias ancestrales, influencias ambientales o implantes energéticos artificiales. Una vez identificado el punto de desequilibrio, el terapeuta arcturiano dirige flujos de luz codificada hacia el ADN, disolviendo las distorsiones y reescribiendo la información genética con base en la vibración original del alma. Este proceso no solo promueve la restauración de la salud física, sino que también libera patrones emocionales cristalizados, permitiendo que el ser retome su flujo natural de expresión y manifestación.

    Además de la reparación de daños y de la remoción de patrones heredados, el reequilibrio arcturiano del ADN tiene como uno de sus principales objetivos la activación de los llamados códigos de luz. Estos códigos son segmentos vibracionales presentes en el ADN multidimensional, responsables de almacenar las potencialidades superiores del alma, incluyendo habilidades psíquicas, talentos creativos, conexión con esferas superiores de conciencia y la memoria ancestral de civilizaciones estelares de las cuales el ser forma parte. Muchos de estos códigos se encuentran inactivos o parcialmente bloqueados debido a la densidad vibracional del plano físico y a las interferencias energéticas acumuladas a lo largo de sucesivas encarnaciones. Al activarlos, el proceso de cura se amplía más allá del cuerpo físico y del campo emocional, promoviendo una verdadera reintegración de la conciencia fragmentada, restaurando el flujo pleno entre el Yo Superior y la personalidad encarnada. Este despertar del potencial latente transforma al individuo en un canal consciente de su propia divinidad, capaz de cocrear su realidad de forma más armoniosa y alineada al propósito de su alma.

La comprensión de la influencia de la energía arcturiana sobre la estructura del ADN humano parte de la concepción expandida de que esta hélice sutil de vida y memoria no se encierra en sus secuencias químicas y moleculares visibles a los ojos de la ciencia convencional. Para los arcturianos, el ADN es un campo vibracional en constante diálogo con dimensiones superiores de la conciencia y de las esferas cósmicas de donde el alma se origina. Su estructura física, compuesta por nucleótidos y enlaces químicos, es solo la cara más densa de una trama energética infinitamente más compleja. Esta malla multidimensional abarca filamentos de luz codificada que se extienden más allá del cuerpo físico, conectándose directamente a los cuerpos sutiles, a las redes planetarias y a las bibliotecas de memoria estelar. En este contexto, el ADN es mucho más que un mero programa biológico heredado: es un receptáculo vivo de informaciones, un transmisor de potencialidades espirituales y un espejo vibracional donde el estado del alma se refleja y se manifiesta.

Entre los elementos más preciosos de esta estructura vibracional se encuentran los llamados códigos de luz, segmentos energéticos que permanecen, en su mayoría, latentes o parcialmente adormecidos. Estos códigos son registros vibracionales insertados en el núcleo de la espiral genética, conteniendo informaciones sobre dones, habilidades innatas, memorias estelares y potencialidades espirituales específicas de cada ser. Sin embargo, en función de la densidad vibracional de la Tierra y de las sucesivas capas de condicionamientos, traumas y manipulaciones energéticas acumuladas a lo largo de incontables encarnaciones, gran parte de estos códigos permanece inaccesible a la conciencia ordinaria. La activación de estos registros luminosos es, por lo tanto, un paso esencial no solo para el restablecimiento de la salud integral, sino también para la reconexión del alma con su sabiduría original y su plena capacidad de manifestación consciente en el plano físico.

El proceso de reprogramación del ADN, tal como es aplicado por los arcturianos, constituye una tecnología espiritual avanzada que opera justamente sobre esta interfaz sutil entre la biología y la conciencia superior. A diferencia de las intervenciones tradicionales que se limitan a la corrección de mutaciones genéticas o a la regeneración celular en niveles puramente físicos, esta técnica trabaja directamente sobre las capas vibracionales del ADN, restaurando su flujo original y reintegrando informaciones y potencialidades que fueron fragmentadas o bloqueadas. La reprogramación se inicia con la conexión consciente entre el terapeuta y el campo vibracional del paciente, estableciendo un puente energético entre la matriz original de perfección del alma y la expresión genética actual del ser encarnado. Esta matriz original, preservada en los registros akáshicos y en las capas superiores del campo espiritual, contiene el plan divino del ser, libre de distorsiones e interferencias.

Con la intención clara de restaurar este alineamiento, el terapeuta arcturiano inicia un proceso de visualización holográfica, donde el ADN del paciente es proyectado en su forma luminosa, una espiral de luz pulsante permeada por hilos de energía colorida y códigos geométricos. Esta visualización no es solo simbólica, sino un verdadero acceso a los registros vivos contenidos en el campo cuántico del ser. A partir de esta proyección, el terapeuta, actuando como canal consciente de la tecnología arcturiana, utiliza su propia mente y su campo energético para manipular y reorganizar los flujos de luz e información que componen el ADN sutil. Cada distorsión, cada fragmento cristalizado por traumas ancestrales o por influencias externas, es identificado y suavemente disuelto a través de la emanación de frecuencias específicas de luz codificada.

Esta manipulación energética, frecuentemente descrita como una forma de telequinesis vibracional, no involucra ningún contacto físico, pues acontece en los niveles sutiles de la matriz vibracional. Guiado por la conciencia superior y por la asistencia directa de los arcturianos, el terapeuta ajusta las frecuencias del ADN hasta que su resonancia se armonice con el plano original del alma. Este ajuste permite no solo la reparación de daños estructurales y la remoción de patrones genéticos limitantes, sino también la activación progresiva de los códigos de luz adormecidos. Cada código activado es como una llave que destraba portales internos, liberando flujos de información y potencialidades que estaban sellados, aguardando el momento de su reactivación consciente.

La eficacia de esta técnica reposa fundamentalmente sobre dos pilares: la intención pura y la claridad de la visualización. La conciencia, comprendida como fuerza creadora, es el elemento primordial que moldea la realidad vibracional del ser. Por eso, la intención del terapeuta no es solo una declaración mental, sino una emanación vibracional que alinea su propia matriz energética con la matriz original de perfección del paciente. De la misma forma, la visualización holográfica del ADN en su estado íntegro y luminoso sirve como un modelo energético, una especie de mapa vibracional que orienta y ancla el proceso de reprogramación. Cuando la mente consciente, la intención amorosa y la luz arcturiana convergen en un único flujo, el ADN responde, reorganizándose de acuerdo con la matriz de perfección y reactivando los segmentos que habían sido desconectados u obscurecidos.

La práctica regular de meditación y visualización consciente es incentivada no solo como complemento, sino como parte integrante de este proceso de reequilibrio y reprogramación. A través de la práctica constante, el propio paciente aprende a acceder e interactuar con su campo vibracional, tornándose agente activo de su cura y evolución. A cada visualización, el vínculo con la matriz original se fortalece, y la percepción consciente de su propia naturaleza luminosa se expande, facilitando la disolución de creencias limitantes y condicionamientos heredados.

Los beneficios del reequilibrio del ADN arcturiano se extienden mucho más allá de la cura física. Esta técnica se ha mostrado eficaz en el tratamiento de enfermedades genéticas y degenerativas, traumas emocionales profundos, patrones ancestrales limitantes y bloqueos energéticos de diversas naturalezas. Al reparar daños en la estructura sutil del ADN y liberar registros cristalizados, el proceso fortalece el sistema inmunológico, rejuvenece las células y restablece la armonía entre cuerpo, mente y espíritu. Al mismo tiempo, la activación de los códigos de luz favorece la expansión de la conciencia y la reconexión con la sabiduría interior, permitiendo que el ser encarnado rescate talentos olvidados, habilidades psíquicas latentes y una comprensión más clara de su propósito de vida.

A cada código activado, una nueva capa de percepción se desdobla, revelando informaciones ancestrales sobre el linaje estelar del ser y su papel dentro de la vasta red cósmica. La activación de estos registros no es meramente informativa, sino transformadora, pues cada fragmento rescatado de la memoria estelar amplía la conciencia individual y fortalece la conexión directa con las esferas superiores de orientación y protección. El despertar progresivo de estas potencialidades se torna, por lo tanto, un proceso de reintegración del alma consigo misma, disolviendo el velo de olvido que la separaba de su verdadera origen y de su misión esencial.

En este contexto, la práctica del reequilibrio del ADN arcturiano trasciende la cura personal, tornándose una verdadera jornada de reconexión cósmica. Cada ser que rescata sus llaves de luz y reintegra su matriz original de perfección contribuye a la elevación vibracional del colectivo, irradiando su luz restaurada para el campo planetario y auxiliando, de forma directa y amorosa, en el despertar global de la humanidad. Así, el ADN humano deja de ser una simple herencia biológica y se revela, por fin, como lo que realmente es: una biblioteca viva de luz y memoria, un puente entre mundos y una llave maestra para la plena manifestación de lo divino en el plano físico.

En este continuo proceso de rescate y reintegración, el reequilibrio del ADN arcturiano se revela como una invitación profunda al redescubrimiento de la verdadera identidad espiritual, disolviendo capas de olvido que se acumularon a lo largo de eras y recalibrando al ser para que él pueda expresar, sin distorsiones, la melodía original de su alma. Cada ajuste vibracional, cada código de luz activado, no solo libera potencialidades latentes, sino que devuelve al individuo la remembranza de su ligazón directa con las tramas estelares y con la inteligencia divina que pulsa en cada célula. Así, el ADN deja de ser apenas un registro oculto y pasa a vibrar conscientemente como un cántico de pertenencia cósmica, donde cada hilo de luz reconectado rehace los lazos entre lo humano, lo divino y el universo en expansión.

Capítulo 16
Tratamiento de Enfermedades Crónicas

La aproximación arcturiana al tratamiento de enfermedades crónicas establece un paradigma amplio e integrativo, que considera al ser humano como una unidad compleja de cuerpo físico, mente consciente e inconsciente, emociones y alma en constante interacción con el universo energético que lo rodea. Esta visión holística parte del principio de que ninguna enfermedad crónica surge aisladamente o de forma aleatoria, sino como resultado de una acumulación de desequilibrios energéticos, traumas emocionales no resueltos, patrones mentales cristalizados y desconexión con la propia esencia espiritual. Cada manifestación física, ya sea dolor persistente, disfunción orgánica o deterioro celular, se comprende como un reflejo directo de capas más sutiles de desarmonía que se instalan a lo largo de la trayectoria de vida del individuo, muchas veces enraizadas en vivencias ancestrales o incluso en registros de existencias pasadas. Para los arcturianos, curar una enfermedad crónica exige mucho más que combatir sus síntomas visibles — requiere la disposición de sumergirse profundamente en el universo interno del paciente, desvelando los mensajes ocultos que el cuerpo físico expresa a través del dolor y la limitación.

Este proceso de curación se inicia con la investigación cuidadosa del historial vibracional del individuo, analizando los eventos marcantes de su biografía, sus creencias y comportamientos recurrentes, sus memorias emocionales no procesadas y los patrones energéticos heredados de su linaje familiar. La enfermedad crónica, en la perspectiva arcturiana, es vista como el ápice de un proceso acumulativo, donde el flujo natural de la energía vital es gradualmente interrumpido por capas de miedo, culpa, resentimiento y desconexión espiritual. Este bloqueo energético se manifiesta primero en los cuerpos sutiles — el cuerpo emocional, el cuerpo mental y el cuerpo etérico — y, a lo largo del tiempo, se densifica hasta alcanzar el cuerpo físico, generando inflamaciones crónicas, degeneración tisular, disturbios metabólicos y fragilización inmunológica. Por lo tanto, restaurar la salud plena significa, ante todo, remover esas capas de desarmonía y restablecer el flujo libre y armónico de la energía vital, de modo que cada célula del cuerpo pueda vibrar en resonancia con el propósito mayor del alma encarnada.

La aproximación arcturiana comprende, por lo tanto, que toda enfermedad crónica es también una oportunidad de despertar y evolución espiritual. Lejos de ser apenas una condición a ser eliminada, la enfermedad crónica es interpretada como un llamado del alma para que el individuo revise sus elecciones de vida, resignifique sus dolores emocionales, reoriente sus pensamientos y rescate su conexión sagrada con su propia esencia. Este proceso de curación espiritual no excluye los cuidados médicos convencionales, pero los trasciende al integrarlos con terapias vibracionales, reprogramación de creencias, liberación de memorias traumáticas y reconexión con la fuente primordial de amor y sabiduría que habita en cada ser. La verdadera curación, en esta visión expandida, no es solo la remisión de los síntomas físicos, sino la reintegración del individuo a su totalidad multidimensional, donde cuerpo, mente y espíritu danzan en armonía, permitiendo que la vida fluya con ligereza, salud y propósito.

    La aproximación arcturiana para el tratamiento de enfermedades como cáncer, diabetes y artritis se integra de manera armoniosa a la medicina convencional, comprendiendo que ambas vertientes, cuando combinadas con inteligencia y sensibilidad, ofrecen al paciente un campo de posibilidades mucho más amplio y efectivo para la restauración de la salud. La medicina convencional, con su vasta gama de herramientas diagnósticas y tratamientos farmacológicos, es reconocida por su capacidad de identificar alteraciones biológicas con precisión y actuar directamente sobre procesos inflamatorios, infecciosos y degenerativos. Por medio de exámenes de laboratorio, imágenes de alta resolución y marcadores bioquímicos, es posible acompañar la evolución de la enfermedad en tiempo real y ajustar las intervenciones de acuerdo con la respuesta de cada organismo. Antibióticos, antiinflamatorios, inmunomoduladores y terapias de reposición hormonal componen apenas una fracción del arsenal terapéutico que la ciencia moderna disponibiliza, muchas veces trayendo alivio inmediato y previniendo el agravamiento de lesiones estructurales y funcionales.

Sin embargo, los arcturianos enseñan que este cuidado directo con el cuerpo físico, aunque valioso y necesario en muchos casos, necesita ser complementado por una visión más amplia, capaz de abarcar las capas energéticas y emocionales que, en última instancia, sostienen e influencian los procesos patológicos. Por eso, las terapias complementarias ocupan un papel central en la propuesta integrativa arcturiana, ofreciendo caminos para restaurar el flujo energético, disolver bloqueos vibracionales y despertar la memoria celular de equilibrio y autorregulación. La acupuntura, al estimular puntos específicos en los meridianos, restablece la circulación de energía vital y armoniza los sistemas orgánicos de forma global. La homeopatía, por su parte, actúa en el nivel vibracional de la materia, enviando estímulos sutiles que invitan al organismo a reencontrar su punto de equilibrio original, respetando su individualidad y su ritmo de curación. La fitoterapia, a través del uso criterioso de plantas medicinales, aprovecha la inteligencia bioquímica de la naturaleza para nutrir, purificar y regenerar los tejidos, mientras que la terapia nutricional ajusta la alimentación para proveer los nutrientes esenciales que sostienen la salud celular y reequilibran el terreno biológico donde la enfermedad se instaló.

La integración entre estas aproximaciones, que podría parecer compleja o conflictiva en una visión fragmentada, se torna fluida y sinérgica cuando guiada por el principio arcturiano de que cada ser es único y su proceso de curación debe ser igualmente único. La elaboración de un plan terapéutico individualizado es fruto de una colaboración activa entre médicos, terapeutas y, sobre todo, el propio paciente. La comunicación abierta entre los profesionales involucrados garantiza que cada aspecto del ser sea tomado en consideración: los síntomas físicos, los patrones mentales, las emociones cristalizadas, los traumas heredados y los ciclos kármicos que reverberan en la experiencia actual. Este diálogo continuo permite ajustar las intervenciones de acuerdo con la respuesta del organismo y la evolución de la conciencia, transformando el tratamiento en una jornada de autodescubrimiento y empoderamiento.

La medicina arcturiana contribuye de manera singular a esta integración al decodificar los bloqueos energéticos y las creencias limitantes que, muchas veces de manera oculta, alimentan la manifestación de la enfermedad. Por medio de lecturas vibracionales y mapeos sutiles, es posible identificar en qué áreas del campo energético del paciente la energía vital fue interrumpida, qué memorias traumáticas están almacenadas en las capas celulares y qué patrones inconscientes sabotean la regeneración espontánea del cuerpo. La enfermedad crónica, bajo esta óptica expandida, deja de ser vista como un evento aislado y pasa a ser comprendida como la expresión final de una larga trayectoria de desconexión y sufrimiento, pidiendo no solo por remedios y procedimientos técnicos, sino por acogida, escucha y resignificación.

En este contexto, la alimentación y el estilo de vida emergen como pilares fundamentales de la curación. El cuerpo físico, siendo el receptáculo final de todas las influencias energéticas, mentales y emocionales, necesita ser nutrido de manera adecuada para sostener los procesos de limpieza y regeneración. Una alimentación basada en alimentos integrales, mínimamente procesados, frescos y ricos en energía vital, ofrece al organismo no solo nutrientes, sino informaciones vibracionales que reverberan en el campo celular. Frutas coloridas, vegetales orgánicos, granos integrales, semillas y oleaginosas forman la base de una nutrición viva, que no solo alimenta el cuerpo, sino que comunica mensajes de armonía y vitalidad a cada célula.

Para pacientes en procesos de curación de enfermedades crónicas, se recomienda un protocolo alimentario específico, ajustado a las necesidades individuales. Cada mañana, se puede iniciar el día con un jugo verde.

A lo largo del día, se prioriza comidas ligeras y equilibradas, evitando ultraprocesados, azúcares refinados y grasas hidrogenadas. Sopas de vegetales con cúrcuma y ajo, ensaladas coloridas con aceite de oliva extra virgen y semillas de girasol, y platos con quinoa, garbanzos y hongos medicinales son ejemplos de preparaciones que nutren profundamente sin sobrecargar el sistema digestivo.

Paralelamente a la alimentación, el estilo de vida necesita ser ajustado para crear un ambiente interno y externo favorable a la curación. Ejercicios físicos regulares, adaptados a la condición física del paciente, ayudan a mobilizar toxinas, fortalecer músculos y estimular la circulación de energía. Caminatas en contacto con la naturaleza, prácticas de yoga o tai chi y estiramientos conscientes promueven el equilibrio entre movimiento y relajación, mientras que la meditación diaria ofrece un espacio seguro para el encuentro consigo mismo y con los aspectos más sutiles de la propia esencia.

La calidad del sueño es igualmente crucial. El descanso profundo es el momento en que el cuerpo físico realiza reparaciones celulares, procesa informaciones vibracionales recibidas durante el día y se reconecta con el flujo cósmico de regeneración. Crear una rutina nocturna tranquila, con reducción de estímulos artificiales, uso de aromaterapia con aceites esenciales de lavanda o manzanilla y prácticas de respiración consciente antes de dormir, facilita la entrada en estados profundos de reposo y curación.

Además del cuidado físico y energético, el bienestar emocional y espiritual es sostenido por actividades que nutren el alma. Expresiones creativas como pintura, escritura o danza ofrecen canales para la liberación de contenidos reprimidos y el redescubrimiento de talentos innatos. La conexión con la naturaleza, ya sea por medio de baños de bosque, contemplación del mar o cultivo de un jardín, reconecta al ser humano con su esencia primordial. Buscar significado y propósito en cada etapa de la jornada, incluso en los momentos de dolor e incertidumbre, transforma la enfermedad en maestra y la curación en reconciliación con la propia historia.

Esta inmersión profunda en las capas ocultas de la enfermedad es sostenida por la identificación de las causas raíces, paso esencial en la aproximación arcturiana. Al investigar no solo síntomas y exámenes de laboratorio, sino también patrones de pensamiento, emociones reprimidas y traumas transgeneracionales, se revela la matriz energética y emocional que sostiene la patología. Comprender estas raíces permite elaborar un plan de tratamiento verdaderamente curativo, que no solo silencia síntomas, sino que remueve sus fuentes originales.

La restauración del equilibrio energético se consolida a través de técnicas vibracionales específicas: la imposición de manos para realinear chakras, sesiones de acupuntura para desbloquear meridianos, fórmulas homeopáticas personalizadas y baños aromáticos para limpieza áurica. Cada técnica, aplicada con intención y sensibilidad, fortalece la integridad del campo energético y permite que la luz del alma vuelva a fluir libremente, disolviendo las sombras acumuladas y restaurando la salud como reflejo de la armonía interior.

La curación, en este contexto, deja de ser un objetivo final y se transforma en un estado dinámico de reconexión continua, donde cada paso dado en dirección al autoconocimiento reverbera directamente en la salud del cuerpo y en la claridad del alma. La jornada del paciente, conducida con amorosidad y respeto por sus singularidades, se revela como un proceso de rescate no solo de la vitalidad física, sino de la propia memoria espiritual de integridad y pertenencia al flujo universal de la vida. Así, la enfermedad crónica, antes vista como adversaria implacable, asume el papel de maestra silenciosa, conduciendo al ser humano al encuentro de aquello que hay de más verdadero en sí mismo: su capacidad innata de crear, regenerar y danzar en armonía con el cosmos y con la propia esencia divina.

Capítulo 17
Salud Mental y Emocional

La salud mental y emocional es comprendida por los arcturianos como un reflejo directo de la armonía interna entre mente, emociones y campo energético, donde cada pensamiento y sentimiento reverbera no solo en el cuerpo físico, sino en todas las capas sutiles del ser. Los disturbios mentales y emocionales, como la ansiedad, la depresión y los traumas persistentes, no surgen aisladamente ni pueden ser reducidos a simples desequilibrios químicos. Representan manifestaciones externas de desajustes profundos que tienen origen en la desconexión entre el individuo y su esencia espiritual, en la acumulación de experiencias emocionales mal procesadas y en la perpetuación de patrones mentales limitantes. Esta visión amplía el concepto de salud mental, comprendiendo que la verdadera estabilidad emocional y psíquica solo se alcanza cuando la conciencia del ser humano se alinea con su verdad interior y con el flujo natural de la energía cósmica que permea toda la existencia. En este contexto, los arcturianos desarrollan abordajes terapéuticos que acceden a capas profundas de la psique, liberan bloqueos enraizados en vidas pasadas, corrigen distorsiones energéticas y reprograman los patrones vibracionales que sustentan los estados mentales y emocionales disfuncionales.

El proceso de tratamiento involucra una escucha ampliada del campo vibracional del individuo, donde cada pensamiento recurrente, cada emoción reprimida y cada creencia limitante es identificado como una frecuencia específica que puede ser armonizada o transmutada. Esta escucha energética permite comprender que los trastornos mentales y emocionales no son meras respuestas a eventos externos, sino resultados de un largo historial de condicionamientos internos, reforzados por memorias traumáticas, expectativas frustradas y desconexión con la propia esencia divina. El miedo crónico, por ejemplo, es percibido como una vibración de contracción que, si se mantiene, interfiere en la libre circulación de la energía vital, debilita el sistema nervioso y compromete la claridad mental. De la misma forma, la depresión refleja un vaciamiento energético que resulta de la desconexión con el propósito del alma, con la creatividad y con el flujo natural de expansión de la conciencia. Comprender el patrón energético subyacente a cada trastorno es el primer paso para disolver la matriz vibracional que lo sustenta, permitiendo que nuevas frecuencias, más elevadas y armónicas, reorganicen el campo energético y favorezcan el equilibrio emocional y mental.

La cura arcturiana, por lo tanto, no se limita a técnicas aisladas, sino que es un proceso continuo de reconexión con la esencia divina que habita en cada ser. La meditación es utilizada como una herramienta de ajuste vibracional diario, ayudando a la mente a desacelerar y a sintonizarse con la frecuencia de paz y armonía que permea los planos superiores. La visualización creativa permite acceder directamente al subconsciente, resignificando memorias dolorosas y sustituyendo imágenes mentales densas por escenarios internos de cura, ligereza y reconexión con la propia luz interior. Técnicas de reprogramación del ADN van más allá de la biología, actuando en el campo energético para desactivar registros ancestrales de sufrimiento y activar los códigos de luz que restauran la armonía psicoespiritual. Al integrar estas prácticas con el reconocimiento consciente de las emociones y con la liberación gradual de los condicionamientos emocionales y mentales, el individuo no solo cura sus trastornos, sino que renace en una nueva conciencia, donde la salud mental y emocional deja de ser un objetivo distante y se torna una expresión natural de su conexión con el todo.

Las técnicas arcturianas destinadas al tratamiento de ansiedad, depresión y demás trastornos mentales y emocionales constituyen un conjunto sofisticado de prácticas que, en esencia, buscan restaurar la alineación vibracional del individuo, promoviendo la integración entre mente, emociones y campo energético. Entre estas técnicas, la meditación ocupa un papel central. Más que un simple ejercicio de relajación, es comprendida como un puente que conecta la conciencia ordinaria de la mente al espacio sutil de paz, donde la esencia divina del ser puede ser oída. Al dedicarse a la práctica meditativa, el individuo gradualmente silencia el ruido incesante de los pensamientos compulsivos y de las preocupaciones alimentadas por la mente condicionada, permitiendo que capas más profundas de silencio y lucidez se instalen. En este espacio de quietud interna, el sistema nervioso se desacelera, los niveles de cortisol se equilibran y una profunda sensación de seguridad interna emerge. Esta seguridad es la base para que emociones reprimidas salgan a la luz sin causar colapso o retracción, siendo acogidas como parte del flujo natural de la existencia. La práctica regular de la meditación se convierte, así, en un ancla vibracional, ayudando a la mente a sintonizarse cada vez más con las frecuencias de armonía, paz y confianza que emanan de los planos superiores de conciencia, disolviendo, poco a poco, los campos vibratorios asociados a la ansiedad y al miedo crónico.

Complementando la meditación, la visualización creativa es utilizada como una herramienta de reprogramación profunda de la mente subconsciente. A diferencia de una simple fantasía o ensoñación, la visualización es conducida con precisión, guiando al individuo a construir imágenes mentales altamente simbólicas y cargadas de intención terapéutica. A través de ella, la mente es llevada a abandonar los paisajes internos marcados por miedo, escasez o dolor, sustituyéndolos por escenarios luminosos, expansivos y armónicos, donde el propio ser es visto y sentido en su estado más pleno y saludable. Esta sustitución consciente de imágenes internas crea nuevas vías neuronales y, principalmente, reestructura la matriz vibracional del campo mental. Al visualizarse saludable, sereno y conectado a su luz interior, el individuo emite señales vibracionales coherentes con esa realidad deseada, atrayéndola a su experiencia física y emocional de forma cada vez más consistente.

Una técnica especialmente valorada por los arcturianos es la reprogramación del ADN. Esta práctica parte de la comprensión de que el ADN humano no es solo una estructura bioquímica que codifica proteínas, sino también un receptor y transmisor de frecuencias vibracionales ligadas a la memoria ancestral y al linaje espiritual de cada ser. Experiencias traumáticas vividas por generaciones pasadas, miedos y creencias heredadas de ancestros y registros vibracionales de dolor acumulados a lo largo de vidas sucesivas forman capas de distorsiones en el campo del ADN energético. La reprogramación arcturiana actúa directamente sobre estas capas sutiles, desactivando los registros vibracionales de sufrimiento y activando los códigos de luz que corresponden al pleno potencial del ser. Este proceso ocurre en un estado ampliado de conciencia, donde la propia presencia superior del individuo, en comunión con los guías arcturianos, identifica los registros a ser transmutados y resignificados. A medida que estos códigos de dolor son disueltos, las sinapsis neuronales relacionadas con patrones de miedo, autosabotaje y desconexión son debilitadas, abriendo espacio para la creación de nuevas conexiones neuronales alineadas con la alegría, la confianza y la claridad de propósito. Así, la reprogramación del ADN no solo actúa en la esfera energética, sino que repercute directamente sobre el funcionamiento del cerebro y del sistema nervioso, restaurando la comunicación armoniosa entre cuerpo, mente y espíritu.

Dentro de este abordaje, la terapia de vidas pasadas representa una inmersión aún más profunda en las raíces vibracionales de los trastornos mentales y emocionales. Los arcturianos comprenden que muchas de las fobias, ansiedades, depresiones y patrones de autosabotaje vivenciados en el presente son ecos de experiencias no resueltas en otras encarnaciones. Fragmentos de dolor, miedo o culpa congelados en registros vibracionales del pasado permanecen activos en el campo energético del ser, influenciando sus elecciones, emociones y reacciones automáticas en la vida actual. Al acceder a estos registros bajo la orientación segura de terapeutas entrenados o directamente con la asistencia arcturiana, el individuo tiene la oportunidad de revisitar estas memorias, comprenderlas a la luz de su jornada evolutiva y, principalmente, liberar la carga emocional aprisionada. Esta liberación no solo disuelve el síntoma actual, sino que reorganiza profundamente la malla energética del individuo, permitiendo que flujos de energía vital antes bloqueados puedan volver a circular libremente.

Esta aproximación integrativa, que combina meditación, visualización, reprogramación del ADN y terapia de vidas pasadas, refleja la comprensión arcturiana de que cada síntoma mental o emocional es solo la punta de un iceberg vibracional mucho más profundo. Por eso, la cura verdadera solo puede ocurrir cuando el individuo es llevado a explorar y armonizar sus capas más sutiles, reconociéndose como un ser multidimensional cuyas emociones, pensamientos y experiencias trascienden el tiempo lineal y la simple biografía actual.

Dentro de este contexto, la importancia del equilibrio emocional es continuamente enfatizada como un pilar fundamental para la salud integral. Las emociones, lejos de ser solo respuestas automáticas a estímulos externos, son comprendidas como mensajes vibracionales directos del alma, señalizando donde hay flujo y donde hay bloqueo en el campo energético. Emociones como rabia, miedo y tristeza, cuando reprimidas o cristalizadas, crean verdaderos nudos energéticos, que limitan la libre circulación de la energía vital y se manifiestan en el cuerpo físico en forma de tensiones musculares crónicas, alteraciones hormonales y desequilibrios orgánicos. Por otro lado, emociones como alegría, amor y gratitud promueven expansión vibracional, fortalecen el sistema inmunológico y crean un campo energético de atracción positiva, donde experiencias alineadas al bienestar fluyen con naturalidad.

En este camino de cura y expansión, la práctica de la auto-observación se torna una herramienta indispensable. Observarse sin juzgar, acoger cada emoción que emerge sin rechazo o represión, reconocer los propios patrones mentales automáticos y comprender sus orígenes permite que el individuo deje de ser rehén de sus reacciones emocionales inconscientes. Esta auto-observación lúcida, combinada con la práctica constante de la aceptación y de la expresión saludable de las emociones, crea un ambiente interno donde la transformación se torna posible.

Para que esta transformación se consolide, los arcturianos enfatizan la necesidad de investigar profundamente la historia emocional de cada individuo. Esta inmersión investigativa, conducida en sesiones terapéuticas, abarca desde el análisis de los síntomas actuales hasta el mapeo de patrones de comportamiento repetitivos, creencias limitantes, traumas infantiles y dinámicas familiares disfuncionales. Esta investigación no es meramente analítica, sino energética y vibracional, permitiendo que la verdadera raíz de los trastornos sea identificada y comprendida dentro de una perspectiva ampliada de la jornada evolutiva del ser.

La restauración del equilibrio emocional, a su vez, es sostenida por un vasto abanico de técnicas de cura energética. Imposición de manos, acupuntura, aromaterapia y terapia con cristales son solo algunas de las herramientas utilizadas para disolver bloqueos, armonizar flujos y fortalecer la estructura energética como un todo. Cuando la energía vital vuelve a fluir sin obstáculos, la salud celular es restaurada, el sistema nervioso es fortalecido y los procesos inflamatorios crónicos son suavizados o incluso eliminados.

Por último, todo este recorrido culmina en la promoción de la transformación interior. Más que cesar síntomas, esta transformación es entendida como la realineación del ser con su propósito del alma, donde cada desafío, cada crisis y cada emoción reprimida se tornan escalones para el redescubrimiento del propio potencial divino. Cuando esta reconexión se consolida, la salud mental y emocional deja de ser una meta distante y pasa a ser la expresión natural de un ser que vive en paz consigo mismo y en armonía con el flujo cósmico de la existencia.

En este proceso de rescate de la salud mental y emocional, el individuo no solo se libera de las cadenas invisibles que lo aprisionaban a dolores antiguos, sino que también reconstruye la propia percepción de quién es, reconociéndose como una conciencia vasta en constante evolución. Cada capa disuelta, cada memoria resignificada y cada emoción acogida amplía el espacio interno para que la luz de la esencia verdadera irradie con más fuerza y claridad. Así, la mente deja de ser un campo de batallas y la emoción, un territorio de miedo o descontrol; ambos se transforman en aliados en la creación de una realidad más coherente con la verdad del alma, donde el equilibrio interno se refleja en relaciones más saludables, elecciones más conscientes y una profunda confianza en la inteligencia amorosa que sustenta la existencia.

Capítulo 18
Tratamiento del Dolor

El dolor es comprendido, en la perspectiva arcturiana, como un mecanismo sofisticado de comunicación entre los diferentes cuerpos del ser humano —físico, emocional, mental y espiritual— que señala la existencia de bloqueos, desconexiones o desequilibrios profundos que necesitan ser reconocidos e integrados. Más que un síntoma aislado o una respuesta biológica localizada, el dolor es visto como una manifestación tangible de la interrupción en el flujo libre de la energía vital, reflejando tensiones acumuladas, traumas cristalizados y emociones reprimidas que se alojan en regiones específicas del cuerpo. Cada punto dolorido carga información codificada sobre las experiencias del individuo, sobre sus memorias no procesadas y sobre el grado de desalineación entre su consciencia superior y sus elecciones cotidianas. Al tratar el dolor, los arcturianos no se limitan al alivio inmediato, sino que investigan su significado oculto, transformándolo en una llave de acceso para capas más profundas de la psique y del alma, donde las verdaderas raíces del sufrimiento pueden ser encontradas y transmutadas.

Esta aproximación integrativa parte de la premisa de que el dolor es un fenómeno multidimensional, surgiendo de la interacción constante entre los niveles físico, energético y emocional. Un dolor crónico en la región lumbar, por ejemplo, puede reflejar no solo sobrecarga física o desalineación postural, sino también una sobrecarga emocional relacionada al sentimiento de desamparo, inseguridad financiera o miedo a perder el control de la propia vida. De la misma forma, migrañas recurrentes pueden apuntar no solo a factores alimentarios u hormonales, sino a un conflicto interno entre la mente racional y la intuición, o al exceso de autoexigencia y represión creativa. Al identificar estas capas ocultas de significado, los terapeutas arcturianos comprenden que el dolor no es un enemigo a ser combatido, sino un aliado que revela los caminos internos que claman por atención, cuidado y realineación. En este proceso, la escucha sensible y compasiva del cuerpo se convierte en una práctica terapéutica esencial, permitiendo que el dolor deje de ser visto como un castigo o una falla y pase a ser reconocido como una oportunidad de transformación y expansión de la conciencia.

Para promover esta transformación, las técnicas arcturianas combinan enfoques energéticos refinados con prácticas de reconexión espiritual y reprogramación vibracional. La imposición de manos actúa directamente sobre los campos sutiles, disolviendo acumulaciones densas de energía estancada y restaurando el flujo armónico de la fuerza vital a lo largo de los meridianos y centros energéticos. La utilización de cristales se aplica de forma específica, eligiendo piedras cuyas frecuencias resuenan con las necesidades vibracionales de cada individuo, amplificando la limpieza energética y fortaleciendo los puntos de mayor vulnerabilidad. Aceites esenciales, seleccionados de acuerdo con la vibración emocional predominante, son utilizados para crear campos aromáticos de cura que armonizan la respiración, relajan el sistema nervioso e inducen estados profundos de bienestar. A través de la meditación guiada y de la visualización creativa, el individuo es invitado a dialogar con su dolor, comprendiéndolo como un portal para la autoconsciencia y la autorrealización. Este diálogo interno permite no solo el alivio físico, sino la integración amorosa de los aspectos fragmentados de la psique, promoviendo una cura que es, al mismo tiempo, celular y espiritual, puntual y expansiva, liberando al ser para experimentar su existencia con más ligereza, fluidez y alineación con su propósito de alma.

Las técnicas arcturianas para el alivio del dolor físico y emocional no se limitan a intervenciones puntuales o superficiales, sino que se sumergen en una comprensión amplia del ser, abordando el dolor como una invitación para el reequilibrio y la reintegración de las partes desconectadas de la experiencia humana. Entre las prácticas más utilizadas en este contexto, la imposición de manos ocupa un lugar central, siendo considerada una forma directa de comunicación entre el terapeuta y los campos energéticos del individuo. Con las palmas orientadas hacia la región afectada, las manos se convierten en canales conscientes para la energía de cura, dirigiendo flujos vibracionales específicos que disuelven bloqueos, alivian tensiones y activan la regeneración celular. Este contacto sutil, pero potente, crea un campo magnético de alta frecuencia, donde la materia física y la energía sutil se encuentran para restaurar la armonía perdida. El terapeuta, actuando como un mediador entre los planos dimensionales, se sintoniza con la firma vibratoria única del paciente y, así, dirige la energía no solo al dolor manifestado, sino también a sus causas subyacentes, promoviendo un alivio que es al mismo tiempo físico, emocional y espiritual.

Además de la imposición de manos, la acupuntura energética surge como una técnica refinada, adaptada a partir de los conocimientos tradicionales de la medicina oriental, pero elevada para una práctica que actúa directamente sobre los flujos vibracionales y la arquitectura energética del ser. En este enfoque, los puntos de acupuntura son estimulados sin la necesidad de agujas físicas. En su lugar, se utiliza la presión de los dedos o incluso instrumentos cristalinos de alta pureza vibracional, que tocan suavemente la piel o se mantienen a cierta distancia, mientras conducen flujos sutiles de energía hacia los meridianos correspondientes. La estimulación de estos puntos estratégicos desbloquea canales congestionados, permitiendo que la energía vital retorne a su flujo natural, reduciendo así el dolor y promoviendo una sensación inmediata de alivio y ligereza. Cada punto tocado o energizado funciona como una puerta de entrada para memorias y emociones que, una vez reconocidas y acogidas, se liberan naturalmente, disolviendo tensiones acumuladas durante años.

Paralelamente, el masaje energético se aplica como una forma de reconectar el cuerpo físico con su matriz vibracional original. A diferencia del masaje convencional, que actúa directamente sobre los músculos y tejidos, el masaje energético combina toques suaves con direccionamientos conscientes de la energía de cura. Las manos del terapeuta se deslizan lentamente sobre la piel o simplemente flotan a pocos centímetros de la superficie corporal, mientras siguen los mapas sutiles del campo áurico y de los meridianos. Esta combinación de toque físico y toque etérico libera tensiones musculares, pero también afloja capas de protección emocional y disuelve cristalizaciones de traumas antiguos. El cuerpo, comprendido como un receptáculo sagrado de memorias y vivencias, responde a estos toques con una relajación progresiva que no es solo muscular, sino profunda, alcanzando los niveles emocionales y espirituales. Así, la sensación de bienestar que emerge no se debe solo al alivio físico, sino también al reconocimiento y a la liberación de contenidos emocionales reprimidos, que hace mucho buscaban expresión.

Los cristales, a su vez, son introducidos como amplificadores de la intención terapéutica y como aliados poderosos en el restablecimiento del equilibrio vibracional. Cada cristal es elegido con precisión, teniendo en cuenta no solo el dolor físico presentado, sino también la naturaleza energética y emocional asociada a él. Un dolor persistente en la región lumbar, por ejemplo, puede ser tratado con hematita o turmalina negra, cristales conocidos por su capacidad de enraizar y disolver acumulaciones densas de miedo e inseguridad. Mientras que los dolores en la región del plexo solar, frecuentemente asociados a tensiones emocionales y autocrítica excesiva, pueden ser trabajados con citrino o ámbar, piedras que irradian calor, confianza y fluidez emocional. Los cristales son dispuestos directamente sobre la piel, a lo largo de los chakras o en patrones geométricos específicos alrededor del cuerpo, creando redes de cura que modulan la frecuencia vibracional de todo el campo áurico. Esta interacción sutil y profunda entre cuerpo, emoción y vibración permite que el propio ser reconozca y reorganice sus energías internas, promoviendo una cura que parte del núcleo de su conciencia y se expande hacia el cuerpo físico.

Complementando este ecosistema de cura, los aceites esenciales son utilizados como portadores de frecuencias vegetales ancestrales, capaces de acceder directamente a las capas emocionales y a los registros celulares del cuerpo. Cada aceite es seleccionado con base en la naturaleza del dolor y en las emociones asociadas a él. Para dolores relacionados con la tensión nerviosa y el estrés acumulado, la lavanda es frecuentemente elegida por su capacidad de calmar el sistema nervioso y crear un ambiente de seguridad interna. Mientras que para dolores asociados a la rabia reprimida o frustraciones bloqueadas, el aceite esencial de menta piperita puede ser utilizado, ofreciendo frescura y desbloqueo energético inmediato. El aceite es diluido en bases vegetales suaves y aplicado directamente sobre la piel, con movimientos circulares y amorosos, o difundido en el ambiente, creando atmósferas aromáticas que envuelven al paciente en capas de cura invisibles. Al inhalar las moléculas aromáticas, el sistema límbico es activado, facilitando la liberación emocional y la resignificación de memorias dolorosas.

La esencia de este enfoque arcturiano está en la comprensión de que cada dolor es una historia vibracional única, que debe ser oída y honrada antes de ser disuelta. Por eso, el tratamiento nunca es estandarizado o mecánico, sino moldeado a partir de la escucha sensible del cuerpo y del alma de cada ser. El dolor físico puede tener raíces en traumas físicos evidentes —caídas, lesiones, cirugías pasadas—, pero también en procesos sutiles de desconexión con el propósito del alma o en tensiones acumuladas por años de represión emocional y autoabandono. De la misma forma, el dolor emocional es comprendido como una respuesta vibracional a experiencias no integradas: pérdidas no elaboradas, creencias autodespreciativas, relaciones desarmoniosas que dejaron impresiones profundas en el campo energético. Cada uno de estos dolores, sea físico o emocional, es investigado en sus orígenes, no para ser combatido o silenciado, sino para ser reconocido como un mensajero que apunta hacia lo que necesita amor, cuidado y atención.

A partir de esta comprensión profunda, el plan de tratamiento es elaborado de forma totalmente individualizada, considerando no solo los síntomas presentados, sino la historia vibracional completa del ser. El terapeuta, guiado por su sensibilidad y por la conexión con las frecuencias arcturianas, conduce cada sesión como una inmersión compasiva en el universo interno del paciente, donde las técnicas —imposición de manos, acupuntura energética, masaje sutil, cristales y aceites esenciales— no son fines en sí mismas, sino instrumentos para restaurar el diálogo interrumpido entre cuerpo, mente y alma. Cada toque, cada aroma, cada pulsar energético rescata una parte olvidada de la propia esencia, reuniendo fragmentos dispersos y reintegrándolos en la matriz original de armonía y completitud. En este espacio de escucha amorosa y reconexión profunda, el dolor deja de ser un enemigo o un obstáculo, y pasa a ser reconocido como un puente sagrado hacia la propia cura, invitando al ser a retornar a su centro y reencontrar su propia luz esencial.

Capítulo 19
Salud de la Mujer

La salud de la mujer es comprendida por los arcturianos como un reflejo de la armonía dinámica entre cuerpo físico, emociones, mente y energía espiritual, donde cada ciclo biológico representa un portal sagrado de transformación y autoconocimiento. Los procesos hormonales, menstruales, gestacionales y menopáusicos son vistos no solo como funciones fisiológicas, sino como espejos vivos de la conexión profunda de la mujer con los ritmos de la Tierra, de las mareas y de los flujos cósmicos. Cada fase de la vida femenina es reconocida como una oportunidad para acceder a capas más sutiles de sabiduría interior, desvelando aspectos ocultos del alma y fortaleciendo la ligazón entre su cuerpo terreno y su esencia divina. En ese sentido, la salud de la mujer va mucho más allá de la ausencia de síntomas o del mantenimiento de funciones reproductivas, abarcando la capacidad de vivir plenamente su naturaleza cíclica, honrando las fluctuaciones hormonales como mensajeras de sus necesidades emocionales y espirituales, y reconociendo su útero como un centro energético de creación, cura y transformación.

Los arcturianos comprenden que cada malestar o desequilibrio que surge en el cuerpo femenino es un mensaje codificado, invitando a la mujer a volverse hacia adentro y escuchar los susurros de su alma ancestral. Dolores menstruales persistentes, por ejemplo, pueden cargar memorias de represión ancestral de la feminidad o emociones reprimidas relacionadas con la autoexpresión y la sexualidad. La infertilidad puede estar ligada a creencias inconscientes de inadecuación o a miedos profundos de acoger la energía creadora de la vida. Los síntomas de la menopausia, por su parte, reflejan no solo la transición biológica, sino también la invitación a liberar patrones de auto-juicio, deconstruir identidades rígidas y abrazar la sabiduría de la anciana, conectándose con su linaje espiritual y con los ciclos planetarios. En lugar de tratar estos síntomas como fallas biológicas o problemas aislados, el abordaje arcturiano los integra al proceso mayor de despertar de la conciencia femenina, permitiendo que cada fase de la vida de la mujer sea un portal de cura y expansión.

Las prácticas terapéuticas arcturianas para la salud femenina combinan técnicas de armonización energética con rituales de conexión interior, siempre respetando la singularidad de cada mujer y su momento evolutivo. La imposición de manos en los centros energéticos del vientre y del corazón disuelve bloqueos vibracionales, restaurando el flujo de energía vital entre útero y corazón —una conexión esencial para que la mujer manifieste su creatividad, fertilidad y poder personal. El uso de cristales específicos, como la piedra de la luna para la regulación hormonal o el cuarzo rosa para el fortalecimiento del amor propio, amplifica la capacidad de cura del propio campo energético. Aceites esenciales, combinados en sinergias vibracionales, actúan como portales sensoriales para liberar memorias celulares y promover la reconexión con la sabiduría intuitiva del cuerpo. Complementariamente, la escritura terapéutica, la danza intuitiva y los círculos de mujeres crean espacios sagrados de acogida, donde las experiencias de dolor, placer, miedo y empoderamiento pueden ser compartidas y resignificadas. De esta forma, la salud de la mujer se convierte en un camino sagrado de retorno a su propio centro, donde la conciencia de la energía cíclica se transforma en una brújula interna para la cura profunda, el florecimiento espiritual y la manifestación de su propósito en la Tierra.

La forma como los arcturianos comprenden y asisten la salud femenina en sus diferentes fases de vida está profundamente conectada a la visión cíclica de la existencia, donde cada etapa carga no solo desafíos fisiológicos, sino también invitaciones para acceder a capas específicas de autoconocimiento y despertar espiritual. En la pubertad, cuando el cuerpo de la niña inicia su danza con los ritmos lunares y se abre para el lenguaje hormonal, los arcturianos ofrecen prácticas que ayudan a armonizar las intensas fluctuaciones químicas y emocionales que acompañan este período. Es una fase de descubrimiento de la propia identidad corporal y de la conexión con la ancestralidad femenina, y los arcturianos comprenden que la manera como este pasaje es vivido deja marcas energéticas profundas que influencian toda la jornada de la mujer.

En esta fase, la armonización energética es aplicada con extrema delicadeza, siempre respetando la vulnerabilidad emocional y la intensidad sensorial de la joven. La imposición de manos es frecuentemente realizada sobre el centro cardíaco y el vientre, uniendo estos dos polos energéticos y permitiendo que la joven sienta seguridad en su cuerpo en transformación. Esta práctica no solo disuelve bloqueos formados por miedos o inseguridades, sino que también invita a la niña a escuchar la voz intuitiva que habita en su vientre, cultivando desde temprano una relación de respeto y cariño con sus ciclos. Además de esto, se recomiendan prácticas de anclaje, como el contacto directo con la naturaleza, especialmente con aguas naturales —ríos, mares o lagos— donde ella puede simbólicamente entregar sus dudas y miedos, permitiendo que las aguas fluyan y renueven su energía.

Además de la armonización energética, la autoestima es cuidadosamente nutrida por medio de prácticas creativas. Los arcturianos valoran la escritura espontánea, donde la joven es incentivada a registrar sus percepciones y emociones, como si estuviese escribiendo cartas para su propio cuerpo. Esta escritura actúa como un puente entre la mente consciente y las capas inconscientes, ayudándola a nombrar y acoger sus nuevas sensaciones. Danzas libres, sin coreografías rígidas, también son estimuladas. Movimentarse de forma intuitiva, permitiendo que el propio cuerpo cree gestos y ritmos, ayuda a la joven a sentirse cómoda en su propia piel, disolviendo poco a poco la vergüenza o extrañeza que puede emerger al depararse con sus curvas y flujos inéditos.

A medida que la joven pasa a convivir con sus ciclos menstruales, los arcturianos orientan prácticas que ayudan a transformar la menstruación de un evento fisiológico en un rito de pasaje consciente. Crear pequeños rituales, como encender una vela y ofrecer una plegaria al propio vientre o crear un diario lunar para registrar el ciclo junto con sus emociones y sueños, ayuda a establecer una conexión íntima con ese flujo sagrado. Esta relación positiva con la sangre menstrual ayuda a prevenir, desde temprano, distorsiones sobre su cuerpo y su feminidad, promoviendo una autoestima enraizada en la aceptación y en el poder cíclico.

Cuando la mujer entra en la edad adulta, y su relación con su cuerpo, fertilidad y placer se torna aún más compleja, el abordaje arcturiano se expande para cuidar de desafíos específicos de esta fase. Cuestiones como irregularidades menstruales, tensión premenstrual (TPM), endometriosis e infertilidad son tratadas no solo como disfunciones biológicas, sino como reflejos de bloqueos energéticos y emocionales que emergen para ser acogidos y resignificados. La imposición de manos continúa siendo una práctica esencial, direccionada con mayor énfasis a los ovarios y al útero, permitiendo que memorias celulares sean liberadas y que el flujo de energía creadora sea restaurado.

La acupuntura arcturiana, adaptada a las frecuencias vibracionales que ellos reconocen en los meridianos femeninos, es aplicada para desbloquear canales específicos ligados a la energía reproductiva y a la expresión creativa. En sesiones donde la mujer es acostada confortablemente, pequeños cristales son posicionados sobre los puntos de acupuntura, funcionando como amplificadores de energía, mientras los terapeutas arcturianos utilizan mantras suaves para armonizar los flujos sutiles del cuerpo.

La aromaterapia asume un papel crucial en este ciclo, con sinergias cuidadosamente escogidas para cada necesidad. Para regular el ciclo y aliviar TPM, por ejemplo, una mezcla de aceite esencial de geranio, salvia esclarea y lavanda es recomendada. El uso es simple y debe ser integrado a la rutina: en un frasco de vidrio ámbar, mezcle 50 ml de aceite vegetal de semilla de uva con 5 gotas de geranio, 4 gotas de salvia esclarea y 3 gotas de lavanda. Esta mezcla puede ser masajeada suavemente en el bajo vientre diariamente, especialmente durante los días premenstruales, o usada como aceite para baños de inmersión, donde el agua tibia potencia la absorción y la liberación emocional.

En el embarazo, el abordaje arcturiano valoriza la conexión profunda entre madre y bebé, entendiendo que esta comunicación telepática sutil comienza desde la concepción. Sesiones de armonización energética son dirigidas para fortalecer este vínculo, ayudando a la madre a escuchar las necesidades del bebé y a ajustar su propia energía para crear un campo uterino amoroso y seguro. Cristales como la rodocrosita, el cuarzo rosa y la cornalina son frecuentemente utilizados para crear rejillas energéticas alrededor del vientre, mientras baños aromáticos con aceite de naranja dulce y manzanilla ayudan a aliviar tensiones y fortalecer el vínculo intuitivo con el bebé.

Al entrar en la menopausia, la mujer atraviesa un umbral de profunda transformación, donde su cuerpo físico y energético pasa por una recalibración para integrar la sabiduría acumulada a lo largo de la vida. Los arcturianos ven esta fase como la coronación de la jornada femenina, un momento donde la mujer, al liberar la fertilidad biológica, es invitada a canalizar su energía creadora para su expresión espiritual y comunitaria. Olas de calor, insomnio y alteraciones de humor son comprendidas como señales de que la energía vital está siendo redireccionada para nuevos centros y nuevas formas de creación.

Las prácticas recomendadas para esta fase incluyen la imposición de manos en el centro cardíaco y en la glándula pineal, ayudando a la mujer a integrar su nueva frecuencia vibracional y conectarse con su visión espiritual ampliada. La aromaterapia para menopausia incluye sinergias como aceite esencial de salvia esclarea, hinojo y menta piperita, que pueden ser usados en difusores ambientales para crear un campo de frescor y claridad. La receta básica consiste en 100 ml de agua destilada en un pulverizador, con 8 gotas de salvia esclarea, 5 gotas de hinojo y 5 gotas de menta piperita. Esta bruma puede ser usada a lo largo del día, especialmente en los momentos en que las olas de calor surjan.

La danza intuitiva y los círculos de mujeres se tornan especialmente valiosos en este momento de la vida, pues ofrecen espacio seguro para que las mujeres compartan sus experiencias y resignifiquen sus cuerpos maduros como templos de sabiduría. Rituales de pasaje, donde mujeres más viejas comparten sus historias y ofrendas simbólicas son hechas a la tierra, ayudan a anclar esta nueva identidad con reverencia y alegría.

Independientemente de la fase de la vida, los arcturianos recuerdan que la clave de la salud femenina es la escucha amorosa del cuerpo y la celebración consciente de cada ciclo. Cuando la mujer comprende que su vientre es un portal vivo de sabiduría y que cada síntoma es un mensaje, ella deja de temer sus transformaciones y aprende a danzar con ellas, integrando dolor y placer como partes igualmente sagradas de su jornada espiritual y física.

En este camino sagrado de reconexión con su esencia cíclica, la mujer redescubre que su salud no es un estado fijo o una meta distante, sino una danza viva entre sus sombras y luces, entre sus vulnerabilidades y potencias. Cada dolor acogido, cada emoción liberada y cada ciclo honrado teje el hilo invisible que la conecta a todas las mujeres que vinieron antes de ella y a las que aún vendrán, formando una gran red de cura ancestral y colectiva. Al reencontrarse como guardiana de su propia energía creadora y como expresión encarnada de la sabiduría femenina, la mujer recupera no solo su equilibrio físico y emocional, sino la confianza profunda en su intuición, en su voz y en su poder de parir no solo vidas, sino realidades enteras alineadas a la verdad de su alma.

Capítulo 20
Salud Infantil

La salud infantil, desde la perspectiva arcturiana, se entiende como un proceso dinámico en el que el cuerpo, la mente y el espíritu del niño se ajustan armoniosamente a su jornada de encarnación y aprendizaje en la Tierra. Desde el nacimiento, cada niño trae consigo un campo vibracional único, compuesto por registros ancestrales, memorias de vidas pasadas y la pureza esencial de su esencia espiritual. Este campo sutil, extremadamente sensible, interactúa con el ambiente, absorbiendo impresiones energéticas, emociones y estímulos externos, lo que influye directamente en su desarrollo físico, emocional y espiritual. Para los arcturianos, la salud infantil no es solo la ausencia de enfermedades, sino la preservación de la integridad energética del niño, permitiendo que su luz interior, su curiosidad natural y su potencial creativo florezcan libremente, sin las sobrecargas vibracionales y emocionales que suelen acumularse en el transcurso de la infancia cuando sus necesidades sutiles no son reconocidas.

A partir de esta comprensión ampliada, la promoción de la salud infantil implica crear ambientes de alta frecuencia energética, donde el niño se sienta seguro, respetado y libre para expresar su verdadera esencia. El vínculo afectivo con los padres y cuidadores es visto como un puente vibracional fundamental, pues el niño, especialmente en los primeros años, regula su propio campo energético en sintonía con el campo de aquellos que lo rodean. Cualquier tensión, miedo o desequilibrio emocional en los adultos es percibido y asimilado por el niño, influenciando su estabilidad energética y, consecuentemente, su salud. Por eso, el abordaje arcturiano incentiva la práctica de la presencia amorosa y consciente por parte de los padres, cultivando momentos de conexión plena, en que el niño se sienta visto, oído y acogido en su autenticidad. Esta escucha energética y emocional permite que el niño confíe en su propio flujo intuitivo, fortaleciendo su autoestima y su capacidad innata de autorregulación física y emocional.

Además del ambiente y del vínculo familiar, la conexión del niño con la naturaleza es considerada un pilar esencial para su desarrollo saludable. El contacto con elementos naturales —tierra, agua, aire, fuego y los reinos vegetal y animal— nutre directamente su campo energético, anclando su alma en el plano físico de forma leve y armoniosa. Los niños, según la sabiduría arcturiana, poseen una conexión espontánea con los flujos energéticos de la Tierra y del cosmos, y esa conexión es fortalecida siempre que ellos juegan al aire libre, tocan la tierra, sienten el agua corriente u observan los ciclos de la luna y del sol. Este intercambio energético con la naturaleza no solo refuerza su sistema inmunológico y su vitalidad física, sino que también nutre su sensibilidad psíquica y espiritual, permitiendo que desarrollen naturalmente sus percepciones sutiles, su creatividad y su capacidad de autocuración. Al integrar estos cuidados con técnicas de armonización energética, como la imposición de manos, la armonización con cristales y el uso consciente de aromas terapéuticos, es posible apoyar a cada niño en su crecimiento de manera integral, respetando su singularidad y proporcionando los recursos necesarios para que su cuerpo, mente y espíritu evolucionen en equilibrio y plenitud.

El abordaje arcturiano para la salud de bebés y niños reconoce que cada fase del desarrollo infantil exige una escucha sensible y atenta, capaz de captar no solo las necesidades físicas, sino también las vibraciones emocionales, energéticas y espirituales que permean la experiencia de crecimiento. Desde los primeros días de vida, los bebés son vistos como almas recién ancladas en el plano físico, cuyos cuerpos todavía vibran en una frecuencia sutil y etérea, próxima a su origen espiritual. En este contexto, el vínculo con los padres es comprendido como una especie de hilo conductor, un puente vibracional que ayuda al alma del bebé a sentirse segura, acogida y anclada en su nueva realidad corpórea. Esta conexión, más que solo física, es profundamente energética y emocional, y cada toque, cada mirada amorosa y cada palabra susurrada carga la capacidad de armonizar el campo sutil del bebé, ayudándolo a ajustarse con más serenidad a la densidad de la materia y al ritmo de la encarnación.

Para fortalecer este vínculo primordial, el abordaje arcturiano sugiere prácticas diarias de presencia consciente, donde los padres o cuidadores ofrecen al bebé momentos de contacto piel a piel, cariño silencioso y comunicación intuitiva. Durante la lactancia o en los momentos de regazo, los padres son invitados a respirar profundamente, armonizar sus propias emociones y, con la mente serena, enviar intencionalmente vibraciones de amor, seguridad y acogimiento. Esta práctica simple, pero poderosa, tiene el efecto de calmar el sistema nervioso del bebé, promoviendo un sueño más reparador y un estado general de relajación y confianza en el nuevo ambiente a su alrededor.

En los primeros meses de vida, también se recomienda la creación de un ambiente vibracionalmente puro, donde la presencia de sonidos suaves, luces naturales y aromas delicados contribuya a la serenidad del bebé. Cristales como cuarzo rosa, amatista y selenita pueden ser posicionados discretamente en el cuarto del bebé, preferiblemente próximos a la cuna, formando una especie de campo protector y armonizador. El baño de inmersión con agua tibia y algunas gotas de manzanilla o lavanda es indicado para relajar el cuerpecito y sutilmente alinear los flujos energéticos, especialmente después de días en que el bebé haya recibido muchas visitas o pasado por estímulos más intensos.

Conforme el niño crece y entra en la fase preescolar, el abordaje arcturiano amplía su mirada, comprendiendo que esta es la etapa en que el alma, ya un poco más enraizada en el cuerpo físico, comienza a explorar su propia expresión en el mundo. La autoestima, entendida como la confianza del niño en su propia luz interior, se torna un eje central de cuidado. Es en este período que las primeras expresiones creativas espontáneas —como el dibujo libre, la danza intuitiva y los juegos imaginativos— necesitan ser incentivadas y reconocidas como expresiones legítimas de la esencia del niño. Toda expresión creativa es, para los arcturianos, una extensión directa del campo vibracional del alma, una especie de lenguaje energético que necesita ser respetado y valorizado.

Para favorecer este florecimiento creativo y emocional, se recomienda que los cuidadores reserven momentos diarios para jugar con el niño sin direccionar o corregir, solo acompañando y celebrando sus creaciones espontáneas. Es importante crear espacios en la rutina donde el niño pueda libremente pintar, modelar arcilla, inventar historias y dialogar con sus juguetes o elementos naturales, como hojas y piedritas recolectadas en paseos. Este espacio de libertad creativa contribuye para que el niño desarrolle la autoconfianza, reconozca su valor intrínseco y aprenda, desde temprano, a confiar en sus percepciones intuitivas, fundamentales para su autorregulación emocional.

En esa misma fase, el cuerpo emocional del niño comienza a interactuar de forma más directa con el ambiente social y familiar, lo que puede generar momentos de frustración, miedo o inseguridad. Para apoyar el equilibrio emocional del niño, el abordaje arcturiano recomienda la práctica de pequeñas sesiones de imposición de manos, hechas por los propios padres o cuidadores, con la siguiente orientación:

Invite al niño a acostarse confortablemente.

Coloque una música suave y serena, de preferencia sonidos de la naturaleza o melodías instrumentales de alta frecuencia.

Respire profundamente e intencione amor y calma.

Coloque las manos, una sobre el centro del pecho del niño (chakra cardíaco) y otra sobre la frente (chakra frontal).

Permanezca así por algunos minutos, solo emanando amor y seguridad, sin palabras o correcciones.

Finalice el momento con un abrazo y palabras de aliento.

Esta técnica simple de armonización ayuda a disolver tensiones emocionales acumuladas, promoviendo una sensación de acogimiento profundo y seguridad vibracional.

Cuando el niño alcanza la edad escolar, el abordaje arcturiano se enfoca también en el apoyo al equilibrio entre mente, cuerpo y campo vibracional ante las nuevas demandas de aprendizaje y socialización. El ambiente escolar, con sus reglas, estímulos e interacciones, representa un campo energético nuevo y desafiante, que puede, en algunos casos, generar ansiedad, dificultad de concentración o cansancio energético. Para auxiliar al niño a lidiar con estas demandas, los arcturianos sugieren la integración de prácticas como la terapia con cristales, la aromaterapia y los juegos terapéuticos, que actúan simultáneamente en el cuerpo físico, emocional y energético.

La terapia con cristales, en este contexto, puede ser aplicada de la siguiente forma:

Elija cristales adecuados, como cuarzo transparente (claridad mental), fluorita (concentración) y turmalina negra (protección energética).

Antes del inicio de las actividades escolares, el niño puede sostener un pequeño cristal por algunos minutos, respirando profundamente.

En casa, después del regreso de la escuela, se puede crear un pequeño ritual de limpieza energética, colocando los cristales sobre el cuerpo del niño (chakras principales) por cerca de 10 minutos, con la intención de liberar tensiones acumuladas.

La aromaterapia puede ser incorporada a la rutina con el uso de difusores ambientales, especialmente en los momentos de estudio y descanso. Aceites esenciales como lavanda (relajación), naranja dulce (alegría) y romero (enfoque) pueden ser usados conforme a la necesidad del momento, siempre en diluciones adecuadas para niños.

Los juegos terapéuticos, a su vez, ofrecen un espacio seguro para que el niño exprese sus emociones, elabore conflictos internos y fortalezca vínculos afectivos. Historias creadas en conjunto, juegos de simulación y la narración de cuentos con elementos mágicos y simbólicos son formas de permitir que el niño dialogue de manera lúdica con sus emociones y percepciones sutiles, sin la rigidez de las palabras racionales.

En todas estas fases, la conexión con la naturaleza permanece como un eje central de cuidado y promoción de la salud integral. Cada paseo al aire libre, cada toque en la tierra o encuentro con un animal, cada observación de la luna y las estrellas son reconocidos como experiencias que reactivan la memoria cósmica del niño, ayudándolo a sentirse parte de algo mayor, donde su cuerpo físico, su alma y la propia Tierra danzan en armonía. Este diálogo espontáneo con la naturaleza nutre el sistema inmunológico, fortalece la creatividad y enseña, de forma orgánica, sobre ciclos, impermanencias y la interconexión de todas las formas de vida.

Por último, la escucha atenta y el respeto a la singularidad de cada niño son valores sagrados dentro de la perspectiva arcturiana. Cada ser que llega al mundo carga una combinación única de dones, memorias y propósitos, y corresponde a los adultos que lo rodean convertirse en guardianes de esa jornada, ofreciendo límites claros, pero amorosos, al mismo tiempo en que cultivan la escucha empática, la validación de las emociones y el estímulo a la creatividad. En este espacio de amor y respeto, cada niño florece como una estrella encarnada, capaz de irradiar su luz única y, al mismo tiempo, reconocerse parte del gran cosmos en eterna expansión.

En este cuidado continuo y amoroso, la salud infantil se revela como un proceso de cocreación entre el niño, su familia, la naturaleza y los flujos sutiles del universo, donde cada mirada atenta, cada gesto acogedor y cada espacio de libertad y pertenencia nutren no solo el cuerpo y la mente, sino también el alma en su despertar terreno. Al reconocer al niño como un puente vivo entre el mundo espiritual y la materia, los arcturianos nos invitan a honrar su sensibilidad innata y su sabiduría silenciosa, permitiendo que crezca con la confianza de que es seguro ser quien vino a ser. Así, la infancia, vivida con respeto a la esencia y al tiempo de cada ser, se transforma no solo en una fase de crecimiento, sino en un sagrado caminar de alma, donde salud, amor y propósito danzan entrelazados, guiando cada paso de la jornada.

Capítulo 21
La Importancia de la Alimentación Consciente

La alimentación consciente representa un camino profundo de reconexión entre el ser humano, la naturaleza y la energía esencial que permea todas las formas de vida. Cada alimento carga no solo una composición bioquímica de nutrientes, sino también una firma vibracional única, resultante de su origen, cultivo, manipulación y de la intención presente en todas las etapas de su producción. Al comprender que el acto de alimentarse va más allá de la ingestión mecánica de calorías y vitaminas, se vuelve posible percibir que la nutrición consciente es, ante todo, una invitación a la presencia, a la reverencia y a la elección intencional de cada elemento que compone la alimentación diaria. Más que satisfacer una necesidad fisiológica, alimentarse conscientemente es integrar la sabiduría ancestral de los alimentos y sus propiedades sutiles, respetando su ciclo natural, su energía vital y su papel en el sostenimiento de la armonía corporal y espiritual. Esta aproximación se ancla en la percepción de que cada comida es una oportunidad de alinear cuerpo, mente y espíritu, transformando el simple acto de comer en un ritual sagrado de conexión con las fuerzas de la naturaleza y con los flujos cósmicos que sostienen la vida en su totalidad.

En el contexto de la sabiduría arcturiana, la alimentación consciente trasciende la dicotomía entre saludable y no saludable, expandiendo la comprensión hacia la frecuencia vibracional de los alimentos y su capacidad de influenciar directamente la conciencia y los campos energéticos. Los arcturianos reconocen que cada alimento posee una matriz energética que resuena con patrones específicos del campo vibracional humano, pudiendo fortalecer o desestabilizar el flujo de energía vital que circula en el organismo. Frutas cosechadas en su tiempo justo, vegetales cultivados con respeto y cuidado, semillas preservadas en su pureza original y alimentos mínimamente procesados cargan en sí una memoria energética intacta, capaz de armonizar los cuerpos sutiles y promover estados de equilibrio físico, emocional y espiritual. Esta comprensión refleja la visión holística en que cada elección alimentaria no es aislada, sino parte de un proceso interdependiente entre individuo, ambiente y cosmos. Así, el acto de comer conscientemente implica reconocer el alimento como una extensión de la propia energía de la Tierra, como vehículo de información cósmica y como oportunidad de alinearse a las vibraciones más elevadas de la creación, participando activamente del mantenimiento del equilibrio planetario y personal.

Cultivar la conciencia alimentaria, en este sentido, involucra no solo la selección criteriosa de ingredientes, sino la postura de reverencia y gratitud que permea todo el proceso de preparación y consumo. Cada etapa –

desde la elección de los alimentos, pasando por el acto de cocinar con intención amorosa, hasta la práctica de comer con plena atención – constituye una oportunidad de nutrir no solo el cuerpo físico, sino también la energía sutil que sostiene la vitalidad integral. La presencia consciente durante las comidas, la percepción agudizada de los sabores, texturas y aromas, y la escucha atenta a las señales del propio cuerpo permiten rescatar la sabiduría innata de reconocer lo que realmente nutre y fortalece. Este estado de presencia transforma la relación con los alimentos en un diálogo sensible, donde cada comida se torna una ceremonia de integración entre cuerpo, alma y universo. Así, la alimentación consciente se establece como un pilar fundamental para el fortalecimiento de la salud integral y para la expansión de la conciencia, proporcionando no solo equilibrio físico y emocional, sino también la sutil elevación vibracional necesaria para el florecimiento de una existencia alineada con las leyes naturales y universales.

La influencia de la alimentación en la salud física y energética se revela en capas profundas e interconectadas, partiendo de la comprensión esencial de que cada alimento es una fuente única de energía vital y de nutrientes indispensables para el funcionamiento armónico del cuerpo y de la mente. No se trata solo de ingerir calorías o de balancear macronutrientes de forma mecánica, sino de reconocer que la vibración sutil presente en cada alimento dialoga directamente con los campos energéticos humanos. Cuando esta conexión es negligenciada y la alimentación pasa a ser dominada por productos ultraprocesados, refinados y repletos de aditivos químicos, se instauran bloqueos en el flujo natural de energía vital. Estas substancias artificiales, al ser introducidas en el organismo, crean zonas de densificación energética, capaces de generar inflamaciones silenciosas, desajustes hormonales y distorsiones en los patrones vibracionales que sostienen el equilibrio físico y emocional. En contraposición, la elección consciente de alimentos integrales, de origen orgánico y ricos en nutrientes vivos, no solo nutre el cuerpo físico de forma eficiente, como también eleva la vibración personal, expandiendo la percepción y fortaleciendo el campo energético sutil.

Esta distinción entre alimentos que drenan o restauran la vitalidad encuentra respaldo profundo en el abordaje arcturiano, que comprende el alimento como vehículo de energía cósmica condensada en materia. Alimentos vibracionales, como frutas frescas, legumbres cosechadas en el tiempo justo, verduras que brotaron en suelo nutrido y respetado, granos integrales libres de manipulaciones genéticas, semillas cargadas de potencia germinativa y oleaginosas preservadas en su pureza original, actúan como verdaderos moduladores energéticos. Cada uno de estos alimentos carga en su estructura la memoria vibracional de la Tierra y el código informacional de la luz solar, funcionando como mensajeros de vitalidad y armonía para los cuerpos físico y sutil. Ingerir estos alimentos con conciencia, por lo tanto, es abrir espacio para que el propio organismo se sintonice con frecuencias más elevadas, disolviendo patrones densos y restableciendo el flujo libre de la energía vital.

Los alimentos que promueven la cura y el equilibrio, bajo la mirada arcturiana, no son solo aquellos ricos en nutrientes bioquímicos, sino principalmente los que preservan la integridad vibracional de su origen. Son alimentos que llegan a la mesa próximos a su estado natural, cosechados y cultivados en ciclos que respetan los ritmos de la naturaleza, libres de agrotóxicos, pesticidas, conservantes y aditivos artificiales que corrompen su matriz energética original. La elección por alimentos frescos, de la estación, producidos localmente y en pequeña escala, favorece no solo el mantenimiento de sus nutrientes en estado íntegro, sino que preserva también la energía vital pulsante, esencial para promover equilibrio y cura. La diversidad en la alimentación es igualmente valorizada, no solo para garantizar una oferta amplia de vitaminas, minerales y compuestos bioactivos, sino para estimular los sentidos y nutrir el alma con la belleza y la inteligencia cromática y sensorial de los alimentos.

En este sentido, la práctica de combinar alimentos de diferentes colores, sabores y texturas es una forma sutil y poderosa de alinear los cuerpos físico y energético. Cada color carga una frecuencia vibracional específica, resonando con diferentes centros de energía del cuerpo. Alimentos rojos, por ejemplo, fortalecen la vitalidad y la energía de acción asociada al chakra raíz; alimentos verdes nutren el centro cardíaco, ampliando la capacidad de compasión y conexión; y alimentos violetas o azulados afinan la percepción intuitiva, favoreciendo la claridad mental. De esta forma, el plato colorido se torna una mandala de cura, una composición vibracional que actúa simultáneamente en la nutrición celular y en la armonización de los cuerpos sutiles.

Al lado de la elección cuidadosa de los alimentos, la práctica de la moderación emerge como un pilar fundamental para preservar la armonía interna. Comer en exceso, incluso alimentos saludables, sobrecarga los flujos energéticos y obscurece la percepción sutil. La moderación, aliada a la escucha atenta de las señales internas de hambre y saciedad, permite que el cuerpo determine sus reales necesidades, ajustando el volumen y el ritmo de las comidas a su capacidad de asimilación. Esta práctica sensible de autorregulación es reforzada por la orientación arcturiana de confiar en la intuición para guiar las elecciones alimentarias. Más que seguir dietas rígidas o reglas fijas, aprender a decodificar las señales sutiles del propio cuerpo es una invitación al autoconocimiento profundo y a la construcción de una relación amorosa y respetuosa con el acto de nutrirse.

La preparación de los alimentos, a su vez, es elevada a la condición de acto sagrado, donde la energía del cocinero es transferida para los alimentos a través de la intención amorosa que permea cada gesto. Los arcturianos enseñan que la energía de quien manipula los ingredientes, la claridad de la intención y la vibración emocional presente durante la preparación son tan importantes como la calidad intrínseca de los alimentos en sí. Cocinar en estado de presencia, infundiendo gratitud y amor en cada corte, cada mezcla y cada cocción, crea una matriz energética favorable que amplifica los efectos terapéuticos de los alimentos.

Crear un ambiente tranquilo y acogedor para las comidas es igualmente esencial para nutrir no solo el cuerpo físico, sino también el campo sutil. Un espacio armonioso, libre de distracciones e impregnado de serenidad, favorece la plena atención al acto de comer y la receptividad a las informaciones sutiles presentes en cada alimento. Este ambiente puede ser enriquecido con pequeños rituales de gratitud, como encender una vela o expresar silenciosamente reconocimiento por el viaje que cada alimento recorrió hasta llegar a la mesa. Esta conexión reverente amplía la conciencia de interdependencia y rescata la sacralidad inherente al acto de alimentarse.

La práctica de la masticación lenta y consciente es otra llave esencial dentro del abordaje arcturiano. Masticar cada alimento con atención plena no solo facilita el proceso digestivo, permitiendo que las enzimas entren en acción de forma eficaz, sino que también sintoniza la conciencia con los mensajes vibracionales sutiles contenidos en cada bocado. Este ritmo pausado favorece la percepción plena de sabores, aromas y texturas, despertando los sentidos y ampliando la satisfacción, reduciendo la compulsión y fortaleciendo el vínculo intuitivo con el propio cuerpo.

Para guiar esta práctica, una técnica simple y poderosa puede ser adoptada:
1. Antes de iniciar la comida, respira profundamente algunas veces, conectándote con el momento presente.

2. Observa la apariencia de los alimentos, sus colores, formas y texturas.
3. A cada bocado, mastica lentamente, buscando identificar capas de sabor y sensaciones texturales.
4. Evita distracciones, como aparatos electrónicos, para mantener la atención plena en el acto de comer.
5. Al finalizar la comida, dedica un breve momento para agradecer, reconociendo los elementos de la naturaleza y todos los seres involucrados en la producción de aquel alimento.

Expresar gratitud por los alimentos recibidos es más que un gesto simbólico; es una alineación vibracional que fortalece el lazo entre individuo, naturaleza y cosmos. Esta práctica de gratitud no necesita seguir fórmulas rígidas. Puede ser una simple inclinación silenciosa de la cabeza, un pensamiento de reconocimiento o una breve oración que brote espontáneamente del corazón. Lo importante es que la gratitud venga acompañada de la conciencia de que cada alimento es un regalo de la Tierra, una dádiva que sostiene la continuidad de la vida y nutre el camino evolutivo de cada ser.

De esta forma, la alimentación consciente y amorosa, practicada con presencia, respeto y reverencia, trasciende la nutrición física y se torna una poderosa herramienta de cura y elevación vibracional. Cada comida, entonces, es vivida como una oportunidad sagrada de alinear cuerpo, mente y espíritu, participando activamente de la creación de una realidad más armónica y luminosa, donde el simple acto de comer se torna una celebración de la propia existencia.

En este flujo armonioso entre alimento, cuerpo y conciencia, la alimentación consciente deja de ser apenas un cuidado con la salud y se transforma en un diálogo sutil y continuo entre el ser y el universo. Cada elección, cada preparación y cada comida se tornan portales de autoconocimiento y reconexión, donde la nutrición va mucho más allá de sostener la materia — ella fortalece el vínculo amoroso con la Tierra, afina la escucha interna y alinea los campos sutiles a la inteligencia mayor de la vida. Alimentarse, entonces, pasa a ser un gesto de pertenencia y reverencia, un recordatorio diario de que cada ser es tanto aquel que cosecha cuanto aquel que es nutrido, y que en este ciclo sagrado de dar y recibir reside la esencia de la armonía universal.

Capítulo 22
Ejercicios Físicos y Movimiento

El movimiento corporal, desde la perspectiva arcturiana, se comprende como una expresión natural de la energía vital en constante flujo, un diálogo continuo entre el cuerpo físico y los campos sutiles de conciencia que lo permean. Cada gesto, cada estiramiento, cada desplazamiento del cuerpo no es solo una acción biomecánica aislada, sino un reflejo de la armonía o desarmonía existente entre la mente, las emociones y la energía vital. Para los arcturianos, el cuerpo humano no fue concebido para la inercia prolongada, sino para ser un canal de expresión fluida de la fuerza vital cósmica, capaz de absorber, circular y liberar energías en movimiento continuo. Así, la práctica de ejercicios físicos y movimientos conscientes se convierte en un mecanismo fundamental para preservar el flujo armónico de energía en los meridianos y chakras, prevenir bloqueos que resultan en enfermedades y, sobre todo, expandir la percepción corporal como parte indivisible de la conciencia superior. Cada movimiento consciente, por más simple que sea, abre portales de conexión entre lo físico y lo sutil, permitiendo que el practicante no solo condicione su cuerpo, sino que sintonice su vibración personal con la pulsación armoniosa del universo.

Al incorporar el movimiento a la rutina diaria bajo esta perspectiva ampliada, cada ejercicio deja de ser un esfuerzo dirigido solo al condicionamiento físico y pasa a ser un acto meditativo en sí, un ritual de presencia plena y de escucha atenta a los mensajes del propio cuerpo. Los arcturianos enseñan que el cuerpo humano es una biblioteca viva, repleta de registros ancestrales e informaciones sobre patrones de energía acumulados a lo largo de la vida y de existencias anteriores. El movimiento consciente, realizado con intención y atención, permite acceder a estos registros, disolver tensiones cristalizadas y realinear la estructura energética de forma suave y continua. Caminar en medio de la naturaleza, por ejemplo, deja de ser una simple actividad física y se transforma en una invitación a la fusión energética con la inteligencia de la Tierra, permitiendo que cada paso resuene como un latido en sintonía con el corazón planetario. De la misma forma, prácticas como yoga, tai chi y danzas intuitivas son comprendidas como lenguajes del cuerpo espiritualizado, capaces de integrar emoción, mente y espíritu en un único flujo armónico de expresión creativa.

Además de sus funciones energéticas y curativas, el movimiento consciente desempeña un papel esencial en el fortalecimiento del vínculo entre el individuo y su vehículo físico, restaurando la percepción del cuerpo como un templo sagrado que alberga la conciencia y sirve de puente para la experiencia terrenal. Cada articulación movilizada, cada músculo estirado, cada respiración sincronizada con el gesto corporal se convierte en un acto de reverencia y cuidado amoroso, ampliando la conciencia corporal y fortaleciendo el sentido de pertenencia al propio cuerpo. Esta conexión renovada con el cuerpo físico rescata la sabiduría instintiva de reconocer los límites y necesidades propias, evitando excesos y permitiendo que la práctica del movimiento sea ajustada en sintonía con el momento presente de cada ser. Así, al respetar la inteligencia corporal y fluir con sus necesidades y ritmos naturales, el movimiento consciente se consolida como un pilar fundamental de autocuración, expansión de la conciencia e integración plena del ser, promoviendo salud integral y alineamiento vibracional con los flujos armónicos de la existencia cósmica.

La importancia del movimiento en la salud física y energética reside, antes que nada, en la comprensión profunda de que el cuerpo humano no es una estructura estática, sino una composición dinámica de tejidos, fluidos, energía y conciencia en constante interacción. El cuerpo fue diseñado para moverse, para explorar diferentes amplitudes de movimiento, para adaptarse al ambiente y, por medio de esa adaptación, expandir sus capacidades de percepción y respuesta. Cada célula, cada músculo y cada articulación carga en sí la memoria de movimiento, desde los primeros instantes de la vida intrauterina hasta los más complejos gestos desarrollados a lo largo de la existencia. Es a través del movimiento que la sangre circula de manera más eficiente, transportando oxígeno y nutrientes a todas las partes del organismo, revitalizando tejidos y promoviendo la regeneración celular. Al mismo tiempo, el movimiento contribuye activamente a la eliminación de toxinas, tanto por medio de la activación del sistema linfático, como por la liberación de sustancias acumuladas en los músculos y órganos, permitiendo que el cuerpo mantenga su equilibrio químico y energético.

Esta dinámica, sin embargo, va más allá de la fisiología. Al moverse con conciencia, cada ser humano tiene la oportunidad de liberar no solo toxinas físicas, sino también energías densas que se acumulan a lo largo del tiempo. Tensiones emocionales, memorias reprimidas y bloqueos energéticos pueden ser suavemente disueltos cuando el movimiento es guiado por una intención de limpieza y armonización. Los chakras, centros de energía vital, son directamente impactados por la calidad del movimiento, pudiendo expandirse y fluir libremente cuando el cuerpo se expresa de manera fluida y armoniosa. A través de la práctica consistente de ejercicios físicos, no solo se fortalece la estructura física — músculos, huesos, tendones y articulaciones —, sino que también se crea una especie de sendero vibracional por donde la energía vital puede circular con más facilidad. Este flujo continuo de energía vital, conocido por tantos nombres en diferentes tradiciones, es la base de la sensación de bienestar genuino, aquella paz silenciosa que brota cuando cuerpo, mente y espíritu danzan en perfecta sincronía.

Entre las prácticas más indicadas dentro de esta perspectiva arcturiana ampliada, se destacan aquellas que combinan movimiento fluido y presencia consciente. Caminatas regulares, especialmente en medio de la naturaleza, se convierten en mucho más que un ejercicio cardiovascular. Cada paso puede ser transformado en un gesto de conexión con la pulsación de la Tierra, permitiendo que la energía telúrica suba por las plantas de los pies y nutra los centros energéticos inferiores. La caminata, entonces, deja de ser una simple actividad física y se torna un ritual de integración entre el ser y el planeta. De la misma forma, prácticas como yoga y tai chi chuan ofrecen oportunidades preciosas para cultivar la flexibilidad, no solo física, sino también mental y emocional. Cada postura sostenida en el yoga o cada secuencia fluida del tai chi es una meditación en movimiento, donde la respiración orienta el ritmo y el cuerpo aprende a alinearse con los flujos sutiles de energía que lo permean.

La danza, especialmente en su forma espontánea e intuitiva, es otra práctica esencial en este contexto. Cuando el cuerpo es invitado a moverse libremente, sin coreografías predefinidas o juicios externos, se convierte en un instrumento de expresión directa del alma. La música, o incluso el silencio, sirve de telón de fondo para que el cuerpo dibuje en el espacio sus emociones, sus historias y sus plegarias no verbales. En este proceso, no solo se trabaja la coordinación motora, la resistencia cardiovascular o la flexibilidad, sino que también se libera emociones cristalizadas, permitiendo que la energía vital recupere su flujo natural.

Para aquellos que buscan un abordaje más estructurado, adaptado a sus necesidades específicas, es posible crear rutinas personalizadas que integren estiramientos suaves, fortalecimiento muscular progresivo y ejercicios de equilibrio y coordinación. El secreto está en ajustar la práctica al momento presente de cada cuerpo, respetando sus limitaciones y celebrando sus capacidades, sin comparaciones o exigencias excesivas. En vez de seguir patrones rígidos, la práctica se transforma en un diálogo continuo entre cuerpo y conciencia, donde cada ejercicio es una oportunidad de autoconocimiento y autocuidado.

Practicar al aire libre, siempre que sea posible, añade otra capa de beneficio a este abordaje. Estar en contacto con los elementos de la naturaleza — sentir el viento en la piel, la textura de la tierra bajo los pies, el calor del sol o la humedad del aire — amplía la percepción sensorial y energética. Cada movimiento realizado en este contexto es potenciado por el intercambio constante de energía con el ambiente, creando una sinergia entre el cuerpo físico y el cuerpo planetario. El suelo, el aire, el agua y la luz se convierten en aliados en el proceso de revitalización y cura.

En lo que respecta a la integración entre movimiento, meditación y cura energética, existen técnicas específicas que pueden ser incorporadas gradualmente, conforme el practicante desarrolla mayor sensibilidad y conciencia corporal. Una de estas técnicas consiste en iniciar cada sesión de movimiento con una breve pausa de interiorización, donde la atención es dirigida a la respiración y a la percepción del propio cuerpo. Sentir el contacto de los pies con el suelo, percibir el flujo de la respiración y reconocer las áreas de tensión o incomodidad prepara el terreno para que el movimiento siguiente sea guiado por una escucha atenta.

Con la conciencia anclada en el momento presente, cada movimiento puede entonces ser sincronizado con la respiración. Al inspirar, se visualiza la energía vital entrando por la coronilla o por las plantas de los pies, llenando el cuerpo con luz y vitalidad. Al expirar, se visualiza la liberación de tensiones, emociones densas o bloqueos energéticos, permitiendo que el cuerpo se vuelva más ligero y fluido. Esta simple práctica de coordinación entre movimiento y respiración transforma cualquier secuencia de estiramientos o gestos cotidianos en una verdadera práctica energética.

Otra técnica complementaria involucra la visualización creativa. Mientras el cuerpo se mueve, sea en una caminata, en una serie de posturas de yoga o en una danza espontánea, el practicante es invitado a imaginar la energía fluyendo libremente por su sistema energético. Se puede visualizar la energía dorada de la fuerza vital recorriendo la columna vertebral, o una luz azul suave envolviendo las articulaciones y disolviendo cualquier rigidez. Esta visualización dirigida amplía los efectos terapéuticos del movimiento, creando un puente entre el cuerpo físico y los cuerpos sutiles.

Como parte fundamental de este proceso de integración, la práctica de gratitud por el cuerpo en movimiento merece destaque. Al final de cada práctica, o incluso durante los movimientos más desafiantes, reservar un instante para agradecer al propio cuerpo por su capacidad de moverse, adaptarse y expresarse refuerza la conexión amorosa entre la conciencia y el vehículo físico. Este simple gesto de gratitud, cuando repetido regularmente, transforma la práctica corporal en una celebración de la vida encarnada, disolviendo la visión fragmentada que separa cuerpo, mente y espíritu.

Así, al adoptar una perspectiva ampliada sobre el movimiento, donde cada gesto es reconocido como una extensión de la conciencia y cada práctica física es comprendida como un ritual de integración, el ser humano pasa a percibir su propio cuerpo como un aliado sagrado en el camino de la cura y de la expansión de la conciencia. De esta forma, el movimiento deja de ser una obligación o un mero instrumento de acondicionamiento físico y se torna un portal vivo de conexión con la esencia, un vehículo sutil de comunicación con el cosmos y un lenguaje silencioso de reverencia a la propia existencia.

En este flujo continuo entre cuerpo y conciencia, cada movimiento consciente se transforma en un gesto de alineamiento con el propósito mayor del alma encarnada, disolviendo la antigua separación entre lo físico y lo espiritual. El cuerpo, honrado como un campo vivo de expresión de la energía universal, se revela no solo como vehículo de experiencias, sino como un espejo sensible de la jornada interna, reflejando en los gestos, posturas y ritmos la historia singular de cada ser. Así, el acto de moverse se convierte en una escucha activa y amorosa, donde el propio cuerpo susurra sus memorias, deseos y sabidurías olvidadas, invitando al ser humano a danzar en armonía con los ciclos de la vida, integrando presencia, fluidez y reverencia en cada paso de su travesía terrenal.

Capítulo 23
El Poder del Sueño Reparador

El sueño reparador es un portal esencial de regeneración multidimensional, en el cual el cuerpo físico, la mente y los cuerpos sutiles entran en un estado sincronizado de restauración y realineamiento energético. Mucho más allá de la simple suspensión de la vigilia, el sueño es comprendido como un ciclo sagrado, en el cual el organismo no solo recupera su vitalidad física por medio de procesos bioquímicos y celulares, sino que también participa de un flujo más amplio de integración entre los planos de existencia. Durante este período, la conciencia se desplaza más allá de las percepciones sensoriales comunes y accede a niveles sutiles de aprendizaje, cura y conexión espiritual. A cada ciclo de sueño profundo, el campo energético es recalibrado, informaciones captadas a lo largo del día son procesadas y ajustadas, y los canales de comunicación con dimensiones superiores se abren para intercambios de conocimiento y orientaciones espirituales. Este entendimiento amplía la noción de descanso, reposicionando el sueño como un proceso dinámico de alineamiento vibracional, donde la salud integral es cocreada entre el cuerpo físico y las esferas espirituales que lo sustentan.

En la visión arcturiana, cada etapa del sueño es una oportunidad para reequilibrar no solo los sistemas fisiológicos, sino también los flujos de energía vital que recorren los meridianos, los chakras y los cuerpos sutiles. Durante el sueño profundo, hay una intensa purificación energética, en la cual bloqueos, residuos emocionales y tensiones acumuladas son disueltos o suavizados, permitiendo que la energía vital fluya con mayor libertad al despertar. Este proceso de desintoxicación energética es fundamental para mantener la armonía vibracional, previniendo que desajustes sutiles se cristalicen en el cuerpo físico como síntomas o enfermedades. Además, el sueño es visto como un período en que el alma, liberada de las amarras de la percepción lineal, accede a cámaras de cura y aprendizaje en planos superiores. En esos espacios, la conciencia es nutrida por frecuencias armónicas, recibe insights para desafíos personales y participa de intercambios evolutivos con seres de luz y maestros espirituales, que auxilian en el proceso de expansión de la conciencia y en la actualización de los códigos energéticos necesarios para el próximo ciclo de vigilia.

Para que el sueño desempeñe plenamente su papel regenerador y evolutivo, es necesario crear condiciones materiales y sutiles que favorezcan esa inmersión profunda. El ambiente físico, el estado mental y emocional antes de dormir y la intención consciente de abrirse para la regeneración y la conexión espiritual son componentes fundamentales de esta preparación. Un cuarto organizado, limpio y energéticamente armonizado, libre de poluciones electromagnéticas y estímulos visuales excesivos, funciona como un santuario vibracional que acoge y protege el cuerpo y el alma durante el reposo. La elección de ropa de cama naturales, de texturas suaves, y la presencia de elementos que irradien frecuencias elevadas, como cristales y plantas purificadoras, contribuyen para crear un campo vibracional propicio al sueño profundo y restaurador. De la misma forma, rituales de transición entre la vigilia y el sueño, como baños relajantes, meditaciones guiadas y prácticas de respiración consciente, ayudan a desacelerar la mente y preparar el campo energético para atravesar el umbral entre los mundos con serenidad y receptividad. Así, el sueño reparador se revela no solo como una función fisiológica vital, sino como un elo sagrado entre la experiencia terrenal y los reinos espirituales, sustentando el equilibrio integral y promoviendo la evolución de la conciencia en todos los niveles del ser.

Bajo la óptica arcturiana, el sueño no es solo la suspensión de la vigilia o el apagado del cuerpo físico para simple reposo. Él es comprendido como un estado expandido de conciencia, donde el cuerpo físico se recoge en sus procesos de autorreparación, mientras el cuerpo astral se libera de las amarras densas de la materia y se proyecta en dimensiones más sutiles. Esta doble jornada, simultánea y complementaria, es lo que garantiza la renovación no solo celular y fisiológica, sino también energética, emocional y espiritual. Mientras el cuerpo físico, silencioso en su lecho, realiza sus tareas meticulosas de reparación celular, regeneración de tejidos, reorganización bioquímica y desintoxicación profunda de los sistemas, el cuerpo astral, más leve y fluido, atraviesa los portales vibracionales que se abren cuando la mente consciente se adormece. Es a través de esta libertad dimensional que el cuerpo astral se sumerge en realidades paralelas, se encuentra con seres de luz, recorre templos de cura y aprendizaje y recibe instrucciones y codificaciones que alimentan la evolución de la conciencia encarnada.

La calidad de este sueño, o sea, la profundidad con que el cuerpo físico se entrega y la claridad con que el cuerpo astral se desplaza para esas esferas sutiles, tiene reflejos directos y profundos en todos los aspectos de la salud humana. Un sueño verdaderamente reparador es capaz de fortalecer el sistema inmunológico, restaurando la vitalidad orgánica a partir de las capas más sutiles de la matriz energética. Él también armoniza los flujos emocionales, disolviendo tensiones acumuladas en el día y resignificando vivencias que, de otra forma, cristalizarían patrones disonantes en el campo energético. La mente despierta de esa inmersión más clara y lúcida, como si los velos de la confusión cotidiana fueran aflojados por la acción combinada de la reparación física y de la nutrición espiritual. La conciencia, al ser bañada por esas frecuencias superiores, se expande más allá de los límites de la identidad inmediata, reconociéndose parte de un flujo mayor de inteligencia y amor cósmico. El resultado es un estado de ser más centrado, vital y alineado, donde cuerpo, mente y alma danzan en armonía con los ritmos naturales del universo.

Para que este sueño cumpla plenamente su papel restaurador y evolutivo, la tradición arcturiana sugiere no solo una postura de entrega y respeto al reposo, sino una serie de técnicas y prácticas que preparan el cuerpo, el ambiente y el campo energético para esa travesía. La creación de un ambiente propicio es uno de los primeros pasos e involucra no solo la disposición física del espacio, sino su sutil armonización vibracional. El cuarto debe ser organizado con esmero, libre de excesos y objetos innecesarios que puedan crear turbulencias energéticas. Cada objeto presente debe tener una razón de ser e irradiar armonía, funcionando como un guardián silencioso de este santuario de reposo. La limpieza física y energética del espacio es fundamental, siendo recomendada la defumación regular con hierbas como lavanda, romero o salvia blanca, que purifican el ambiente y elevan su frecuencia.

La oscuridad también es un elemento precioso en este contexto, pues la ausencia de estímulos luminosos artificiales favorece la regulación natural de la producción de melatonina, la hormona que señala al cuerpo el momento de recogerse y regenerarse. Evitar luces intensas en las horas que anteceden al sueño y preferir fuentes de iluminación más suaves y amarillentas crea una transición suave entre la vigilia y el reposo. Si es necesario, cortinas opacas pueden ser utilizadas para bloquear luces externas, creando un capullo protector que favorece la inmersión profunda en las capas del sueño reparador.

Además del espacio físico, la propia preparación del cuerpo y de la mente para el sueño es tratada con reverencia. La práctica de rituales relajantes antes de dormir señala al sistema nervioso que es seguro desacelerar y entregarse al descanso. Entre esos rituales, baños tibios son particularmente valorizados. La inmersión en agua tibia, especialmente cuando enriquecida con sales de magnesio o aceites esenciales calmantes como lavanda o manzanilla, auxilia en la liberación de tensiones musculares y en la disolución de cargas electromagnéticas acumuladas a lo largo del día. El agua, en su inteligencia ancestral, no solo limpia el cuerpo físico, sino que reconecta el ser a su fluidez natural, abriendo camino para un sueño más profundo y restaurador.

La lectura de textos inspiradores o escuchar músicas suaves también son prácticas recomendadas, siempre que elijan contenidos que inspiren calma, belleza y conexión espiritual. Evitar informaciones densas o excesivamente estimulantes preserva el campo mental de agitaciones innecesarias, permitiendo que él se entregue con más facilidad al flujo del sueño. De la misma forma, la práctica de respiración consciente es una invitación para que cuerpo y mente entren en resonancia, sincronizando los ritmos internos con los flujos sutiles del universo. Respirar profundamente, de forma ritmada y atenta, acciona el sistema parasimpático, que señala al organismo que es tiempo de recogimiento y regeneración.

La utilización de cristales es otro recurso precioso dentro del abordaje arcturiano para el sueño reparador. Cristales como amatista, conocida por su capacidad de elevar la frecuencia del ambiente y facilitar el contacto espiritual, pueden ser posicionados al lado de la cama o bajo la almohada. El cuarzo rosa, con su vibración amorosa y acogedora, auxilia a disolver tensiones emocionales, creando un campo de serenidad propicio a la entrega. Cristales deben ser periódicamente limpiados y programados para que mantengan su función de guardianes del sueño sagrado.

Aceites esenciales, con sus propiedades terapéuticas y vibracionales, también desempeñan papel fundamental. Difusores pueden esparcir, por el cuarto, la esencia sutil de la lavanda, del cedro o de la manzanilla, creando una atmósfera de acogimiento y protección. La aplicación de algunas gotas directamente en las muñecas o en la planta de los pies antes de dormir funciona como una señal de cariño y cuidado al propio cuerpo, invitándolo a relajarse profundamente.

Las técnicas de visualización y meditación antes de dormir son, quizás, una de las prácticas más valorizadas en la perspectiva arcturiana. Acostarse en posición confortable, cerrando los ojos suavemente, y visualizar una esfera de luz dorada envolviendo el cuerpo entero es un camino simple y poderoso para alinearse con frecuencias superiores. Esa esfera puede ser imaginada como un capullo protector, dentro del cual el cuerpo físico se rehace y el cuerpo astral se prepara para su jornada nocturna. Se respira dentro de esa esfera, percibiéndola pulsar en sintonía con los latidos cardíacos, hasta que la mente consciente se disuelva en el flujo tranquilo del sueño.

La llamada higiene del sueño es parte integrante de este abordaje e involucra ajustes de hábitos diurnos que reflejan directamente en la calidad del reposo nocturno. Crear una rutina regular de horarios para dormir y despertar, evitando variaciones bruscas, enseña al cuerpo a entrar en resonancia con los ciclos naturales. Evitar cafeína y alcohol en las horas que anteceden al sueño preserva la delicada química cerebral que sustenta el adormecer natural. De la misma forma, la práctica de actividades físicas durante el día, especialmente en contacto con la naturaleza, armoniza los ritmos circadianos, enraizando el cuerpo en su sabiduría primordial.

De esta forma, el sueño reparador, visto bajo el prisma arcturiano, es mucho más que una función fisiológica. Él es un portal de cura, reconexión y evolución. Cada noche bien dormida es una oportunidad sagrada para que cuerpo y alma se realineen con la esencia divina, restaurando no solo la vitalidad física, sino la claridad espiritual y el propósito de existencia. Dormir se torna, así, un acto de profunda reverencia a la propia jornada, un momento donde los velos entre los mundos se afinan y el alma, libre y plena, respira el aliento cósmico que la sustenta.

Y es en esta inmersión silenciosa, donde la respiración del cuerpo se entrelaza con los ritmos del cosmos, que el sueño reparador revela su verdadera esencia: un retorno al hogar interior, donde el ser se despoja de las capas acumuladas en el día y reencuentra la suavidad de su propia luz. Cada noche vivida con esta conciencia transforma el reposo en un altar sagrado de cura y reencuentro, donde el cuerpo es honrado, el alma es nutrida y la conciencia es elevada. Dormir, entonces, deja de ser apenas una necesidad fisiológica y se torna un acto de confianza plena en la inteligencia de la vida, un ciclo de entrega y renacimiento que sustenta, noche tras noche, el florecer del ser en su jornada entre mundos.

Capítulo 24
La Curación del Alma y el Propósito de Vida

La curación del alma representa una jornada profunda de reconexión con la esencia más pura del ser, donde cada experiencia vivida, cada dolor enfrentado y cada aprendizaje asimilado convergen para revelar el propósito mayor que orienta la existencia. En este camino de autodescubrimiento, se comprende que el alma no es solo una chispa aislada en busca de crecimiento, sino una expresión singular de una conciencia cósmica mayor, entrelazada con la red universal de la vida. Las heridas emocionales, los traumas ancestrales y los condicionamientos heredados, tanto de esta como de otras encarnaciones, forman capas sutiles que oscurecen esta esencia original, dificultando la expresión auténtica del propósito de vida. La curación del alma, por lo tanto, no se limita a la liberación de dolores y memorias reprimidas, sino que se expande al rescate de la sabiduría innata, de la verdad interior y de la alianza sagrada entre el alma individual y el propósito colectivo de la existencia. Cada etapa de esta jornada de curación ofrece la oportunidad de transmutar densidades acumuladas en lecciones integradas, permitiendo que el alma recupere su claridad, brillo y alineamiento con el flujo natural de la creación.

En la visión arcturiana, la curación del alma es indisociable de la manifestación del propósito de vida, pues es justamente en el proceso de reconocimiento e integración de las partes fragmentadas de la conciencia que el verdadero camino del ser se revela. Cada desafío superado, cada creencia limitante disuelta y cada patrón ancestral transmutado libera capas de energía cristalizada que impedían al alma irradiar su firma única en el mundo. A partir de este estado de claridad y reintegración, la conexión con el propósito de vida emerge no como un objetivo externo a ser perseguido, sino como un llamado interno inevitable, una vibración esencial que resuena desde el centro del ser. Descubrir y manifestar este propósito es un acto de alineación profunda entre la esencia personal y el flujo creativo del universo, donde talentos, pasiones y dones naturales se convierten en expresiones espontáneas del alma en servicio a la evolución colectiva. La medicina arcturiana comprende que, al curarse y reconocer su propósito, cada ser humano contribuye directamente a la elevación de la conciencia planetaria, pues cada alma alineada con su verdad esencial se convierte en una fuente de inspiración, curación y expansión para todos a su alrededor.

Esta jornada de curación y autodescubrimiento, sin embargo, exige compromiso, humildad y disposición para mirar profundamente a las sombras internas, acogiéndolas con compasión y transformándolas en sabiduría práctica. La auto-observación constante permite reconocer los patrones automáticos que perpetúan el sufrimiento, mientras que la aceptación amorosa de las emociones interrumpe ciclos de represión y negación, abriendo espacio para una curación genuina. Prácticas como meditación, respiración consciente y visualización creativa son aliadas poderosas para acceder a los registros más profundos del alma y disolver bloqueos energéticos que limitan la expresión plena del ser. Junto a estas prácticas, la gratitud y el perdón emergen como llaves maestras de la curación del alma, pues elevan la vibración personal, resignifican las experiencias vividas y liberan la conciencia de las amarras del pasado. Así, la curación del alma y el descubrimiento del propósito de vida se convierten en una única senda ascendente de retorno al hogar interior, donde el ser reconoce su esencia divina y expresa plenamente su luz, cumpliendo el papel único que solo él puede realizar en el gran plan de la creación.

La medicina arcturiana, al adentrarse en los meandros de la curación del alma, promueve un proceso profundo de reintegración de partes fragmentadas de la conciencia, permitiendo que aspectos otrora negados o dispersos vuelvan a ocupar su espacio natural en la totalidad del ser. Cada fragmento rescatado representa una memoria, un rasgo de identidad o una habilidad ancestral que, por diversas razones, fue disociada de la conciencia principal. A lo largo de incontables experiencias de vida, sea en esta encarnación o en jornadas pasadas, el alma muchas veces se encontró con situaciones traumáticas o desafíos que, por no haber sido comprendidos o procesados, quedaron encapsulados en bolsones de energía densa. Estos bolsones, como pequeños granos de arena en el flujo cristalino de la conciencia, generan distorsiones perceptivas, patrones de comportamiento repetitivos y dolores que parecen no tener explicación lógica. Es en este terreno sutil que la medicina arcturiana actúa, utilizando una combinación de técnicas vibracionales y tecnologías espirituales para disolver estas capas y restaurar la armonía original.

La jornada de la curación del alma pasa inevitablemente por la exploración de vidas pasadas, una inmersión en los registros akáshicos donde están almacenadas todas las experiencias del alma a lo largo de su trayectoria evolutiva. No se trata solo de revisitar estos eventos como quien hojea páginas de un libro antiguo, sino de permitir que el contenido emocional, energético y simbólico de estas memorias salga a la superficie para ser comprendido, acogido y transmutado. En muchos casos, contratos de alma firmados en otras existencias —acuerdos conscientes o inconscientes hechos con otros seres o incluso con grupos espirituales— continúan reverberando como cadenas invisibles que influencian elecciones y bloquean la expresión plena del ser. La medicina arcturiana auxilia en la identificación y revisión de estos contratos, permitiendo que el ser evalúe si ellos aún sirven a su crecimiento o si, al contrario, se han convertido en prisiones invisibles que limitan el flujo del alma. En este proceso, el libre albedrío consciente es restaurado, permitiendo que el alma se libere de antiguos pactos y reintegre la soberanía sobre su propio destino.

La liberación de karmas es otra faceta esencial de este proceso. El karma, comprendido no como castigo, sino como aprendizaje en acción, es revisitado y resignificado a la luz de la comprensión ampliada que surge cuando el alma accede a su sabiduría innata. Cada situación kármica, cada encuentro desafiante o repetición de patrones dolorosos, se revela como una invitación a la curación y a la integración. En lugar de ser un ciclo interminable de causa y efecto, el karma se transforma en un maestro compasivo que apunta a las áreas donde el amor y la aceptación aún no han florecido plenamente. Al disolver estas capas kármicas e integrar las lecciones aprendidas, el alma se libera para expresar su autenticidad, sin las amarras invisibles del pasado.

Dentro de esta abordaje, la medicina arcturiana se ancla en una serie de técnicas sutiles y poderosas, cada una de ellas adaptada a la necesidad específica del alma en su estadio actual de evolución. La meditación, por ejemplo, no es solo un momento de silencio e introspección, sino una herramienta de recalibración vibracional que permite que la conciencia superior del alma se sobreponga a los ruidos de la mente condicionada. Por medio de la visualización creativa, el alma es guiada a reconstruir paisajes internos, resignificar memorias traumáticas y anclar imágenes simbólicas de curación que reverberan directamente en el cuerpo emocional y energético.

La reprogramación del ADN espiritual es otra práctica fundamental. Por medio de la activación consciente de códigos-luz almacenados en las capas multidimensionales del ADN, patrones heredados de dolor, limitación y desconexión pueden ser disueltos, dando lugar a la expresión plena de los dones y potenciales únicos del alma. Esta reprogramación ocurre tanto de forma vibracional, a través de entonaciones sonoras y geometrías sagradas, como de forma consciente, por medio de afirmaciones y decretos que anclan nuevas realidades en el campo cuántico del ser.

La terapia de vidas pasadas complementa este conjunto, funcionando como un puente entre el presente y las memorias ancestrales que aún resuenan en la psique. Por medio de un estado ampliado de conciencia, el alma revisita momentos clave de su jornada, no solo para observar, sino para interactuar activamente con estas memorias, ofreciéndose a sí misma la acogida, la comprensión y la liberación que no fueron posibles en el momento original. Esta reintegración temporal disuelve bloqueos y rescata talentos y sabidurías que quedaron congelados en otras líneas de tiempo.

Otro pilar esencial de la medicina arcturiana es la canalización de informaciones. En este contexto, el alma recibe directamente de su esencia superior —o de guías espirituales afines— insights y orientaciones específicas para su proceso de curación y realineamiento. Estos mensajes, a veces simbólicos y otras veces extremadamente directos, funcionan como mapas internos que iluminan el próximo paso en la jornada del alma.

Para sostener este proceso de curación y reintegración, algunas prácticas diarias se vuelven indispensables. La auto-observación constante es una de ellas, pues permite identificar los gatillos emocionales, los pensamientos recurrentes y los comportamientos que perpetúan ciclos de dolor. Al reconocer estos patrones con lucidez y sin juicio, el alma inicia el proceso de desvinculación de estas programaciones automáticas. Paralelamente, la aceptación amorosa de todas las emociones —sin censura o represión— permite que el flujo energético natural sea restaurado, disolviendo nudos emocionales acumulados a lo largo del tiempo.

La expresión saludable de los sentimientos es igualmente fundamental. Comunicar con autenticidad las propias necesidades, establecer límites claros y respetuosos y compartir vulnerabilidades sin miedo son prácticas que fortalecen las relaciones y crean un ambiente donde la verdad del alma puede florecer. Junto a esto, la reprogramación de creencias limitantes es trabajada de forma sistemática, sustituyendo narrativas internas de incapacidad, culpa o indignidad por afirmaciones de poder, merecimiento y conexión divina.

El perdón, como práctica consciente, se revela una llave maestra para la curación del alma. Él no significa olvidar o justificar, sino liberar el peso emocional que ancla el alma en el pasado. Al perdonar —tanto a sí mismo como a los otros— el alma disuelve las cadenas invisibles del resentimiento y reabre el flujo del amor incondicional, permitiendo que la paz interior ocupe el espacio antes rellenado por rencores y culpas.

Y, por último, la gratitud se convierte en la frecuencia fundamental que ancla y expande toda esta curación. Al reconocer las bendiciones ya recibidas, al agradecer por las lecciones aprendidas —incluso las más desafiantes— y al celebrar cada pequeña victoria en el camino de la reintegración, el alma eleva su vibración y fortalece su conexión con lo divino. La gratitud transforma la mirada, permitiendo que el alma perciba la belleza y el propósito en cada detalle de la existencia, resignificando las cicatrices como marcas sagradas de una jornada única.

En esta espiral continua de curación y autodescubrimiento, la medicina arcturiana no se presenta como una solución externa o un protocolo rígido, sino como una invitación amorosa al alma para que ella misma se convierta en su propia curadora, redescubriendo dentro de sí las llaves de su plenitud y alineándose, paso a paso, con el propósito mayor que la llamó a la existencia.

Y es en este retorno consciente al centro de la propia alma que la verdadera curación se revela: no como un punto final o una promesa de perfección, sino como un movimiento vivo de recordar quién se es, de honrar cada fragmento integrado y de expresar, con coraje y delicadeza, la singularidad de la propia luz. El propósito de vida, lejos de ser una meta distante, surge como la voz interior que siempre estuvo allí, susurrando entre los dolores y los silencios, aguardando el instante en que el alma, libre de las amarras del miedo y del olvido, finalmente se reconoce como parte esencial del gran mosaico cósmico. Y así, la curación del alma y la manifestación del propósito se convierten en caras de un mismo despertar: la danza íntima entre el ser y la existencia, donde cada paso es sagrado y cada expresión de la verdad interior ilumina no solo el propio camino, sino también el de todos aquellos que caminan alrededor.

Capítulo 25
La Integración con la Medicina Convencional

La integración entre la medicina arcturiana y la medicina convencional representa un avance esencial en el entendimiento ampliado de la salud, reuniendo el rigor científico de la medicina occidental con la profundidad vibracional y energética de la sabiduría arcturiana. Esta fusión no implica la sustitución de un enfoque por otro, sino la creación de un espacio de cooperación y sinergia, donde cada perspectiva complementa y potencia a la otra. La medicina convencional, con sus métodos basados en evidencias, proporciona diagnósticos precisos e intervenciones fundamentales en situaciones agudas, emergencias y cirugías. Paralelamente, la medicina arcturiana expande la mirada más allá del síntoma físico, sumergiéndose en la matriz energética y espiritual que sostiene e influye en la manifestación de las enfermedades, identificando desequilibrios en el campo sutil, traumas ancestrales o patrones vibracionales desalineados que contribuyen a la fragilización del cuerpo físico. Juntas, estas aproximaciones forman un modelo de cuidado integral, capaz de contemplar al ser humano como un sistema integrado de cuerpo, mente, emociones y alma, cuya salud plena depende de la armonía entre estos niveles.

Esta integración ocurre de forma más eficaz cuando médicos, terapeutas energéticos y pacientes adoptan una postura de diálogo abierto y respeto mutuo, reconociendo que cada enfoque posee sus fortalezas y sus limitaciones. La medicina convencional, al utilizar exámenes de laboratorio, técnicas de imagen y protocolos terapéuticos científicamente validados, proporciona un mapeo claro del estado físico del paciente y de los procesos biológicos en curso. La medicina arcturiana, por su parte, utiliza herramientas de lectura vibracional, canalizaciones de información del campo morfogenético y técnicas de armonización energética para acceder a la dimensión invisible de la salud, ofreciendo una comprensión más amplia de los orígenes de las disfunciones y apuntando caminos de cura que involucran la reprogramación de creencias, la liberación de memorias traumáticas y la reconexión con la esencia espiritual. Este diálogo entre saberes permite la construcción de planes terapéuticos individualizados, donde los tratamientos convencionales pueden ser potenciados por prácticas vibracionales y espirituales, fortaleciendo no solo el cuerpo físico, sino también la resiliencia emocional y la claridad mental del paciente a lo largo del proceso de cura.

La integración exitosa entre estos enfoques exige no solo la cooperación entre profesionales, sino también la participación activa y consciente del paciente, que pasa a ser visto como protagonista de su proceso de cura. El paciente, al tener acceso a un abanico más amplio de posibilidades terapéuticas, puede desarrollar una mirada más profunda sobre sí mismo, comprendiendo sus enfermedades no solo como eventos aislados o fatalidades biológicas, sino como mensajes simbólicos de su campo vibracional, alertando sobre aspectos internos que claman por reconocimiento, cura y realineación. Esta perspectiva integrativa permite que el tratamiento sobrepase la mera supresión de síntomas, transformándose en una oportunidad real de crecimiento personal y expansión de conciencia. A partir de esta visión, la salud deja de ser entendida como mera ausencia de enfermedades, pasando a ser comprendida como un estado dinámico de armonía, donde cuerpo, mente y alma vibran en sintonía con el propósito mayor de cada ser y con las fuerzas evolutivas que rigen la existencia en su totalidad.

La sinergia entre la medicina arcturiana y la medicina convencional se manifiesta de forma natural y armoniosa cuando ambas son comprendidas no como fuerzas concurrentes u opuestas, sino como complementarias dentro de un mismo campo de cuidado y comprensión de la salud. La medicina convencional, con su base sólida en exámenes de laboratorio, análisis bioquímicos, técnicas de imagen sofisticadas y una vasta gama de recursos diagnósticos, ofrece al paciente y al profesional de la salud una visión clara y cuantificable del estado físico del organismo. Esta visión, pautada en parámetros fisiológicos y evidencias concretas, permite la detección precoz de patologías, el acompañamiento de la evolución clínica y la aplicación de intervenciones dirigidas y eficaces, especialmente en situaciones de urgencia o riesgo inminente.

Mientras la medicina convencional desvela las señales físicas y mensurables de la enfermedad, la medicina arcturiana expande esta mirada más allá de la materia densa, adentrándose en el campo vibracional, emocional y espiritual del paciente. Por medio de la percepción intuitiva refinada, los terapeutas arcturianos son entrenados para acceder directamente al campo energético del ser, identificando áreas de bloqueo, estancamiento o fragmentación que no aparecen en exámenes convencionales, pero que representan las raíces vibracionales de las manifestaciones físicas. Esta lectura energética es complementada por la canalización de informaciones, donde la conciencia superior del propio paciente — o de seres y guías espirituales afines — ofrece *insights* sobre el origen profundo de la desarmonía y los caminos más apropiados para su resolución.

El análisis del campo energético permite detectar no solo bloqueos momentáneos, sino patrones recurrentes que pueden tener orígenes ancestrales o transgeneracionales, muchas veces ligados a memorias de vidas pasadas o a contratos de alma firmados en otras existencias. Esta dimensión oculta de la enfermedad es traída a la conciencia para que el paciente no solo trate el síntoma, sino que comprenda el contexto más amplio de su condición, percibiendo la enfermedad como una expresión simbólica de procesos internos que claman por reconocimiento y transformación. Cuando los dos enfoques se encuentran — la precisión objetiva de la ciencia médica y la amplitud sutil de la lectura arcturiana — surge una visión integrada y expandida de la salud, donde el cuerpo físico es apenas la capa más visible de un ser multidimensional en constante proceso de ajuste y aprendizaje.

Esta complementariedad, sin embargo, solo se realiza plenamente cuando hay una colaboración genuina entre médicos y terapeutas, construida sobre bases de diálogo abierto, respeto mutuo y reconocimiento de las fortalezas y limitaciones de cada sistema. Esta colaboración ideal involucra encuentros periódicos, donde informaciones provenientes de los exámenes clínicos, resultados de laboratorio y evaluaciones médicas son cruzadas con lecturas energéticas y canalizaciones obtenidas en el campo sutil. Este intercambio no busca establecer una jerarquía entre saberes, sino construir una red de informaciones que permita al paciente ser comprendido en toda su complejidad. La claridad en la comunicación entre los profesionales garantiza que ninguna información se pierda o sea interpretada de forma aislada, evitando tanto la negligencia de factores físicos críticos como la invalidación de percepciones sutiles esenciales para el proceso de cura.

La construcción de planes de tratamiento individualizados emerge como una consecuencia natural de esta integración. En lugar de protocolos rígidos aplicados de forma estandarizada, cada paciente es visto como una combinación única de factores genéticos, históricos, emocionales, espirituales y ambientales. Esta visión integrativa permite que cada plan de cuidado sea cuidadosamente ajustado, contemplando tanto los medicamentos, intervenciones quirúrgicas y terapias convencionales necesarias, como las prácticas vibracionales, meditaciones dirigidas, técnicas de liberación emocional y reconexión espiritual que apoyan la transformación interior. Esta personalización no solo respeta la singularidad del ser, sino que también amplía la adhesión al tratamiento, ya que el paciente pasa a reconocer su papel activo en su propia jornada de cura.

Los estudios de caso que documentan esta integración exitosa ilustran de forma concreta el poder de esta fusión. Pacientes diagnosticados con cáncer, por ejemplo, al combinar tratamientos oncológicos convencionales con sesiones de armonización arcturiana y reprogramación vibracional, no solo presentan mejor respuesta a los medicamentos y menos efectos colaterales, sino que relatan una nueva comprensión de sus historias de vida y una resignificación del propio enfermar. En casos de enfermedades autoinmunes, donde la medicina convencional muchas veces se limita a controlar los síntomas con inmunosupresores, la aproximación arcturiana revela conexiones emocionales profundas ligadas a memorias de rechazo o auto negación, permitiendo que el paciente disuelva los patrones de autoataque que alimentan la respuesta inmune desordenada.

De la misma forma, pacientes con dolores crónicos, después de años de peregrinación por diferentes especialidades médicas sin alivio definitivo, encuentran en la combinación entre fisioterapia convencional, medicamentos analgésicos y técnicas de realineación energética una nueva forma de comprender el dolor, muchas veces percibiéndolo como una voz del cuerpo llamando la atención hacia áreas de la vida donde los límites no fueron respetados o las emociones fueron reprimidas. En trastornos mentales como ansiedad y depresión, la combinación de acompañamiento psiquiátrico, psicoterapia tradicional y armonización arcturiana permite acceder a capas inconscientes profundas, muchas veces ligadas a fragmentos de alma desconectados en traumas pasados, promoviendo una reintegración psíquica y espiritual que potencia la eficacia de los tratamientos convencionales.

Este enfoque integrativo, al unir la precisión de la ciencia médica con la profundidad de la medicina del alma, permite que la cura sea comprendida como un proceso que trasciende la eliminación de síntomas, involucrando una verdadera transformación interior. La medicina arcturiana, al iluminar las raíces sutiles de las enfermedades y promover la reconexión con la esencia espiritual del ser, fortalece la resiliencia interna del paciente y su capacidad de enfrentar los desafíos del enfermar con conciencia y dignidad. Paralelamente, la medicina convencional, al garantizar la estabilidad clínica, controlar los síntomas más agresivos y prevenir complicaciones graves, crea un terreno seguro donde la cura vibracional puede florecer sin poner en riesgo la integridad física del paciente.

La integración plena de estas dos medicinas no significa elegir entre ciencia o espiritualidad, sino reconocer que ambas son expresiones complementarias de una misma inteligencia curadora que permea el universo. Cada examen, cada medicación, cada técnica vibracional o visualización guiada se torna, así, parte de un mismo campo sagrado de cuidado, donde cuerpo, mente y alma son honrados como aspectos inseparables de un ser en evolución. Más que un conjunto de técnicas, esta integración representa una nueva conciencia sobre lo que significa curar — no solo reparar fallas o eliminar síntomas, sino restaurar la armonía perdida entre el ser y su propósito esencial, entre sus experiencias pasadas y su potencia futura, entre su biología y su espiritualidad.

En la práctica, esta fusión no impone dogmas o exclusiones. El paciente es invitado a ocupar el centro de su proceso de cura, siendo escuchado en sus creencias, respetado en sus límites e incentivado a expresar sus preferencias. La enfermedad deja de ser una sentencia y pasa a ser una travesía — una oportunidad de reconectarse consigo mismo en todas las capas del ser. De esta forma, cada intervención médica es vista como un gesto de amor propio, y cada práctica vibracional se traduce en acciones concretas de autocuidado. La salud, entonces, deja de ser meramente la ausencia de enfermedad y pasa a ser vivida como un estado dinámico de coherencia, donde el cuerpo, la mente y el alma vibran en resonancia con la verdad esencial de quien se es y con el flujo mayor de la vida.

Así, la medicina convencional y la medicina arcturiana, lejos de competir, se entrelazan en un mismo campo de cura, donde ciencia y espiritualidad, razón e intuición, materia y energía se funden para revelar la totalidad del ser humano y el inmenso potencial de cura que emerge cuando cuerpo y alma vuelven a hablar el mismo lenguaje.

En este encuentro entre ciencia y espiritualidad, la cura deja de ser solo la búsqueda por la extinción de un síntoma y se transforma en un camino de reconexión con la integridad del ser, donde cada examen, cada medicación y cada práctica vibracional pasan a ser comprendidos como partes de un mismo diálogo sagrado entre lo visible y lo invisible. Cuando médicos y terapeutas, ciencia y sabiduría ancestral, paciente y su propia alma se colocan lado a lado en respeto y cooperación, se crea un campo fértil donde la salud florece no como un destino, sino como un estado dinámico de equilibrio, presencia y alineación con el propósito más profundo de existir.

Capítulo 26
La Expansión de la Conciencia y la Sanación Planetaria

La evolución de la conciencia individual se presenta como un proceso continuo e integrado, en el cual cada ser humano se percibe como una extensión inseparable de la red de vida planetaria. Bajo la perspectiva arcturiana, esta expansión no ocurre de forma aislada o meramente intelectual, sino como un despertar simultáneo del corazón, de la mente y del alma, en que el individuo se alinea progresivamente con frecuencias superiores de amor, compasión y servicio al bien común. Este movimiento expansivo amplía la percepción del yo, disolviendo las barreras rígidas del ego y permitiendo que el ser humano comprenda su participación activa en la dinámica energética y espiritual de la Tierra. Esta conciencia ampliada conduce a la comprensión de que cada pensamiento, cada emoción y cada intención emana como una vibración sutil, entrelazándose con el campo colectivo y moldeando la realidad compartida. Los arcturianos comprenden que esta integración consciente entre el microcosmos personal y el macrocosmos planetario es la clave para la verdadera sanación global, donde la restauración del equilibrio externo refleja directamente el proceso interno de autorrealización y armonización del ser.

En esta perspectiva, el camino de expansión de la conciencia se revela como una jornada de autodescubrimiento profundo, donde la sanación de traumas ancestrales, creencias limitantes y patrones emocionales cristalizados no solo libera la psique individual, sino que también purifica y eleva la frecuencia vibratoria del campo energético alrededor. Cada transformación interna reverbera en el tejido sutil de la Tierra, contribuyendo a la disolución de patrones colectivos de miedo, separación y conflicto. Los arcturianos enfatizan que la sanación planetaria no se limita a intervenciones externas en ecosistemas o sistemas sociales, sino que emerge prioritariamente de la purificación interna de cada ser. Al sanar sus propias heridas, al transmutar sus sombras y al reconectarse con su esencia divina, el individuo se convierte en un canal consciente de la luz universal, irradiando frecuencias de armonía, compasión y unidad para todo el planeta. Este papel activo de co-creador de la realidad planetaria es reconocido como un compromiso espiritual, donde la evolución personal y la regeneración planetaria se entrelazan como reflejos de un mismo flujo evolutivo.

Además de la sanación personal, la expansión de la conciencia arcturiana refuerza la importancia del servicio amoroso a la colectividad como expresión natural del despertar espiritual. Reconociendo que todos los seres están interligados en un vasto campo unificado de conciencia, el individuo expande su compasión y su sentido de responsabilidad más allá de sus propias necesidades e intereses, integrándose activamente a iniciativas que promuevan el bienestar común. Este servicio consciente no se restringe a acciones puntuales de caridad, sino que está permeado por la percepción de que cada gesto, por menor que sea, carga la capacidad de sembrar vibraciones de sanación y equilibrio en todo el ecosistema planetario. En este contexto, la práctica de la meditación colectiva, la visualización creativa de un mundo pacificado y la transmisión intencional de energías curadoras son comprendidas como tecnologías espirituales de elevada potencia, capaces de acelerar la regeneración planetaria y sintonizar a la humanidad con los flujos armónicos del cosmos. Al asumir su papel de co-creador consciente, el ser humano despierto alinea su existencia al propósito mayor de servir como puente entre la materia y el espíritu, entre lo individual y lo colectivo, entre la sanación interna y la sanación global.

La comprensión de la contribución de la sanación individual a la sanación planetaria se fundamenta en la visión arcturiana de que la conciencia de cada ser humano, en su esencia vibracional, actúa como una pieza fundamental en el vasto mosaico energético del planeta. Cada pensamiento, cada emoción nutrida en silencio y cada acción practicada, incluso aquellas aparentemente insignificantes, emanan ondas sutiles que se entrelazan al campo colectivo. Esta interconexión invisible, pero poderosa, revela que el proceso de sanación interior no permanece restringido al espacio íntimo de la psique individual, sino que reverbera y se funde a la malla viva de la Tierra. Cuando un ser humano se dedica a liberar patrones negativos profundamente arraigados, a disolver traumas ancestrales preservados por generaciones y a cuestionar creencias limitantes que han endurecido su mirada sobre sí mismo y sobre el mundo, esta liberación no solo alivia su alma, sino que contribuye a la purificación de la psicosfera planetaria. Es como si cada capa de dolor disuelta y cada velo de ilusión rasgado liberase una porción de luz represada, que inmediatamente se reintegra al flujo vibratorio de la Tierra, elevando, aunque de forma sutil, la frecuencia colectiva de la humanidad.

A medida que esta expansión de la conciencia individual avanza, surgen como frutos naturales la compasión, la empatía genuina y la apertura para el amor incondicional — cualidades que, al brotar en el suelo fértil del alma despierta, amplían los hilos de conexión entre todos los seres. La empatía deja de ser solo una habilidad emocional, tornándose una percepción directa de la unidad esencial que vincula cada forma de vida. La compasión, por su parte, nace de la comprensión profunda de que el dolor del otro nunca es aislado, sino que ecoa como una nota disonante en toda la sinfonía planetaria. De esta percepción íntima emerge una nueva forma de estar en el mundo, en que el impulso de contribuir al bienestar colectivo y a la sanación de la Tierra ya no es visto como una obligación moral o un gesto de altruismo forzado, sino como la expresión espontánea de la propia identidad espiritual.

Es en esta perspectiva que los arcturianos resaltan, con claridad cristalina, que la verdadera felicidad y el bienestar duradero no son frutos de la acumulación de bienes o de la realización de deseos personales desconectados del todo. La felicidad auténtica brota del flujo generoso de dar y recibir, de colocar los propios talentos, dones y capacidades singulares al servicio de la colectividad, reconociendo que el destino personal está intrínsecamente entrelazado al destino de la humanidad y del planeta. Al extender las manos para acoger el dolor del otro, al ofrecer un talento específico para colaborar en proyectos de sanación, o incluso al escoger conscientemente palabras y pensamientos que irradian armonía, cada individuo no solo contribuye a la regeneración planetaria, sino que también encuentra, en ese movimiento expansivo de entrega, la realización de su propio propósito de vida. Este es el paradoja sagrado que los arcturianos enseñan: al salir de sí mismo y abrirse para el todo, el individuo retorna a su centro más profundo, donde su esencia divina se revela y donde la felicidad deja de ser una búsqueda y se torna una condición natural de existencia.

Dentro de este flujo de expansión y servicio consciente, los arcturianos ofrecen un conjunto de técnicas espirituales específicas para canalizar la energía arcturiana en beneficio de la paz y la armonía planetaria. Estas prácticas, cuando realizadas con intención pura y corazón abierto, se transforman en poderosas herramientas de co-creación y alineación vibracional entre la humanidad y los flujos armónicos del cosmos. Entre estas técnicas, se destaca la práctica de la meditación en grupo, una tecnología espiritual que amplifica exponencialmente la potencia de la intención colectiva. En esta práctica, grupos de individuos se reúnen, presencialmente o a distancia, con el propósito común de anclar e irradiar frecuencias de paz, sanación y armonía para la Tierra. La sinergia entre las mentes y corazones sintonizados en una misma vibración crea un campo de coherencia cuántica capaz de atravesar fronteras geográficas y atingir puntos vulnerables del campo energético planetario, acelerando procesos de purificación y restauración.

Además de la meditación, la visualización creativa de la sanación planetaria es presentada como otra llave fundamental para manifestar realidades más armónicas. En este ejercicio, cada participante es invitado a construir, con riqueza de detalles y emoción genuina, la imagen mental de una Tierra regenerada — ríos límpidos serpenteando por paisajes verdes, bosques vibrando en salud y biodiversidad, comunidades humanas viviendo en armonía entre sí y con la naturaleza, tecnologías sostenibles integradas a los ciclos naturales. Esta visualización, cargada de intención amorosa, no es una simple fantasía mental, sino una semilla vibracional plantada en el suelo fértil del campo cuántico, donde las realidades potenciales aguardan el impulso creador para manifestarse.

Otra práctica recomendada es la transmisión directa de energía de sanación para el planeta, que puede ser realizada de diferentes formas, adaptadas a las afinidades de cada individuo. Una técnica simple consiste en posicionar las manos volcadas hacia la Tierra, en postura meditativa, y visualizar una luz dorada o azul celeste fluyendo del centro del corazón, descendiendo por los brazos e irradiándose por las palmas de las manos, envolviendo el suelo, los océanos, los bosques y todas las formas de vida con esta energía curadora. Alternativamente, esta transmisión puede ocurrir por medio de la conexión telepática con puntos específicos del planeta — regiones en conflicto, áreas de deforestación o cuerpos de agua contaminados — enviando, con firmeza y amor, impulsos vibratorios de armonía, regeneración y equilibrio.

Por último, los arcturianos destacan la importancia de integrar este servicio energético con acciones concretas en el plano físico. Participar activamente de proyectos de voluntariado en ONGs, iniciativas de protección ambiental o programas sociales que promuevan el bienestar de las comunidades vulnerables son formas de anclar en el mundo material las frecuencias sutiles trabajadas en el plano espiritual. El verdadero servicio arcturiano une cielo y tierra, espíritu y materia, intención y acción, creando una espiral ascendente de transformación que envuelve todas las dimensiones de la existencia.

Al combinar estas prácticas — meditación colectiva, visualización creativa, transmisión energética y servicio activo — cada individuo se torna un punto focal consciente de la energía arcturiana, un canal vivo entre el plano superior y la realidad terrenal. Más que técnicas aisladas, estas prácticas se integran en un estilo de vida espiritualizado, en que cada elección cotidiana, cada pensamiento cultivado y cada gesto realizado carga en sí la intención de colaborar con la ascensión planetaria. Y así, en el entrelazamiento armonioso entre la sanación interior y la sanación global, la Tierra reencuentra su camino de retorno a la luz, guiada por las manos y corazones de aquellos que escogieron servir como puentes vivos entre la materia y el espíritu.

En este entrelazamiento constante entre la conciencia despierta y la pulsación viva del planeta, el ser humano comprende, en fin, que su jornada espiritual es indisociable de la jornada colectiva de la Tierra. Cada paso dado en dirección a la luz interior ecoa en el pulsar de la conciencia planetaria, como una nota singular que se integra a la melodía mayor de la evolución cósmica. Los arcturianos recuerdan que, al asumir esta responsabilidad sagrada, nos tornamos jardineros de una nueva realidad, sembrando, en el suelo fértil del presente, las vibraciones e intenciones que moldearán el futuro común. La sanación planetaria, por lo tanto, no es una utopía distante, sino un proceso vivo y presente, tejido en el silencio de las meditaciones, en la pureza de las intenciones y en la firmeza de cada acto de amor consciente. Y así, la Tierra y sus hijos caminan juntos, despertando uno al otro, recordándose mutuamente su origen estelar y su destino luminoso entre las estrellas.

Capítulo 27
La Ética en la Práctica de la Medicina Arcturiana

La práctica de la medicina arcturiana está fundamentada en un código ético que trasciende simples directrices de conducta y se basa en la comprensión profunda de la sacralidad de cada ser y de la interconexión entre los campos sutiles que permean la existencia. Cada terapeuta arcturiano es invitado a reconocer que, al acceder al campo energético de un paciente, no está solo actuando sobre un individuo aislado, sino que está interactuando directamente con la red energética planetaria y cósmica, en la cual todos los seres están entrelazados. Esta conciencia amplía radicalmente la noción de responsabilidad terapéutica, pues cada intervención, por menor que parezca, reverbera más allá de la esfera personal y afecta el equilibrio colectivo. El compromiso ético, en este contexto, no se resume al cumplimiento de normas o protocolos, sino que emerge de la percepción innegociable de que la integridad, el respeto irrestricto a la soberanía espiritual del otro y la pureza de la intención son elementos estructurantes de la práctica curativa. Todo acto terapéutico es, por lo tanto, un acto de servicio sagrado, en el cual el terapeuta se torna canal de una inteligencia superior y amorosa, jamás imponiendo su voluntad personal, sino actuando en armonía con la orientación de la conciencia arcturiana y con el flujo natural de la evolución del alma del paciente.

Dentro de esta perspectiva, la ética en la medicina arcturiana abarca no solo la conducta externa, sino también el estado interno del terapeuta, que es constantemente llamado a cultivar claridad emocional, neutralidad mental y pureza vibracional para que sus acciones estén libres de interferencias del ego, de proyecciones inconscientes o de deseos de reconocimiento personal. Antes de cada atención, es fundamental que el terapeuta se armonice internamente por medio de prácticas de meditación, respiración consciente y conexión con su yo superior, asegurando que actúa como un vehículo transparente y desobstruido de la energía de cura arcturiana. Este alineamiento interior ético es considerado tan relevante como la aplicación técnica de las prácticas, una vez que la calidad de la energía canalizada refleja directamente el estado de conciencia de quien la direcciona. Este compromiso ético con la propia purificación interior crea un campo de confianza y seguridad que permite al paciente relajarse y abrirse al proceso terapéutico, favoreciendo una interacción transparente y respetuosa, donde consentimiento, límites y confidencialidad surgen no como obligaciones formales, sino como expresiones naturales de una relación de profunda reverencia mutua.

La profundización continua en el conocimiento de la medicina arcturiana es, igualmente, comprendida como parte esencial del compromiso ético, una vez que cada terapeuta es incentivado a reconocerse como eterno aprendiz, abierto a revisitar sus creencias, mejorar sus habilidades y expandir su comprensión a partir de nuevas experiencias y reflexiones. Esta postura de humildad intelectual y espiritual evita la cristalización de dogmas o posturas autoritarias y mantiene al terapeuta sintonizado con la fluidez dinámica de la sabiduría arcturiana, que se actualiza y se refina a medida que la conciencia colectiva de la humanidad evoluciona. Esta búsqueda constante por la excelencia técnica y ética no ocurre de forma aislada, sino que es enriquecida por el diálogo y el intercambio de vivencias con otros terapeutas, por la participación en círculos de estudio y meditación colectiva, y por el cultivo de una actitud de servicio desinteresado y compasivo. De esta forma, la medicina arcturiana se manifiesta no solo como un sistema terapéutico, sino como una verdadera escuela de evolución ética y espiritual, donde cada terapeuta, al curar, también se cura, y al servir, también se alinea con su propia esencia divina, tornándose un faro de integridad, amor y sabiduría en medio de la gran transición planetaria en curso.

La importancia de la ética y de la responsabilidad en la práctica de la medicina arcturiana se manifiesta, antes que nada, en la conciencia profunda de que manipular o actuar sobre los campos sutiles de un ser no es una acción trivial o desprovista de consecuencias. Cada movimiento energético, cada intención dirigida y cada frecuencia emitida durante una sesión terapéutica puede reverberar de formas inesperadas, atravesando capas de la estructura espiritual y emocional del paciente y, en muchos casos, proyectándose más allá de él, alcanzando las redes energéticas colectivas y los vínculos ancestrales que lo conectan a sus linajes cósmicos y terrenales. En este escenario, actuar con ética significa comprender que el papel del terapeuta arcturiano no es el de un ejecutor de técnicas o un manipulador de flujos energéticos, sino el de un guardián atento de la armonía que sustenta el equilibrio interno del paciente y la red mayor en la cual ese ser está inserto. La intención pura de cura, desprovista de deseos egoicos, de ambiciones terapéuticas o del ansia por resultados rápidos, se torna un pilar innegociable. Esta pureza de propósito es lo que alinea al terapeuta con las frecuencias superiores arcturianas, permitiendo que la energía de cura se manifieste en su estado más cristalino y respetuoso.

La ética arcturiana, por lo tanto, abraza el respeto profundo a los límites y a la soberanía del ser atendido, reconociendo que cada alma posee su propio ritmo evolutivo, sus capas de protección y sus procesos de aprendizaje, que no deben ser violados o apresurados bajo ninguna circunstancia. Este respeto no se expresa solo en la conducta exterior, sino también en la postura vibracional y en la calibración interna del terapeuta, que aprende a sustentar el espacio terapéutico sin invadir o proyectar sobre él sus propias expectativas o creencias. Cada técnica, cada emisión de luz o sonido, cada toque sutil aplicado durante una sesión debe brotar de esta reverencia absoluta a la integridad del paciente, jamás sobrepasando las fronteras que su alma escogió preservar.

La responsabilidad ética también se manifiesta en la búsqueda continua por la excelencia profesional y la expansión del conocimiento. La medicina arcturiana, siendo una ciencia viva y adaptable, no se cristaliza en dogmas fijos o en guiones inmutables. Cada terapeuta es llamado a reconocerse como aprendiz perpetuo, dispuesto a revisar sus comprensiones, testar sus abordajes e integrar nuevas perspectivas a medida que su sensibilidad y su conexión con las conciencias superiores se profundizan. Esta actualización constante ocurre por medio de múltiples vías: la lectura de literatura especializada, donde los relatos de terapeutas más experimentados ofrecen pistas valiosas sobre trampas vibracionales, variaciones técnicas y modos de refinar la sensibilidad; la participación en talleres y cursos inmersivos, que ofrecen no solo contenido teórico, sino la vivencia directa de estados expandidos de conciencia, el refinamiento de la percepción energética y el ejercicio de la escucha sutil.

Estos encuentros de aprendizaje también funcionan como espacios de intercambio entre terapeutas, en los cuales experiencias son compartidas y analizadas en conjunto, permitiendo que errores y aciertos se conviertan en sabiduría colectiva. Es en este ambiente de humildad e intercambio constante que la medicina arcturiana florece, libre del aislamiento del terapeuta solitario y sustentada por una egrégora de aprendizaje continuo, donde cada curador es llamado a ofrecer su percepción singular y a acoger las visiones y contribuciones de los otros.

Sin embargo, la ética arcturiana no se limita al mejoramiento técnico y al intercambio de experiencias. Incluye también el compromiso personal con la propia purificación vibracional. Antes de cualquier atención, el terapeuta es orientado a realizar un proceso de armonización interior, preparando su campo energético para actuar como canal puro de la conciencia arcturiana. Esta preparación involucra una secuencia cuidadosa de etapas:

Primero, es recomendado que el terapeuta se retire a un espacio tranquilo, donde pueda desconectarse de las actividades y estímulos cotidianos. Allí, sentado en postura confortable, inicia un ciclo de respiración consciente, con inspiraciones largas y profundas, seguidas de exhalaciones suaves, permitiendo que cada expiración libere tensiones físicas, emocionales y mentales acumuladas. Enseguida, con los ojos cerrados, el terapeuta visualiza una columna de luz dorada descendiendo del centro galáctico hasta la cima de su cabeza, penetrando por el chakra coronario y recorriendo lentamente toda su columna vertebral, llenando cada célula con esa luz viva y consciente.

Con la mente aquietada y el cuerpo relajado, el terapeuta entonces invoca la presencia de su Yo Superior y de la conciencia arcturiana, declarando en voz o pensamiento su intención de actuar solo como canal puro y transparente de la energía de cura, sin interferencias del ego, de la mente o de condicionamientos inconscientes. Esta declaración de intención es considerada un compromiso sagrado y funciona como un sello vibracional que protege el campo terapéutico de interferencias externas e internas.

Después de esta conexión inicial, el terapeuta realiza un rápido barrido en su propio campo energético, identificando y disolviendo tensiones o patrones emocionales que puedan estar vibrando en su sistema. Esta auto-limpieza es fundamental, pues la energía canalizada durante la atención siempre atraviesa el campo del terapeuta, y cualquier residuo o distorsión personal puede contaminar la pureza del flujo arcturiano. Solo después de esta preparación es que el terapeuta se considera listo para recibir al paciente y abrir el espacio terapéutico.

Este cuidado ético con el propio estado vibracional no es un detalle opcional, sino parte esencial de la responsabilidad del terapeuta. Al cuidar de sí mismo, él cuida del paciente. Al purificar su intención, él preserva la sacralidad del proceso de cura. Esta percepción se desdobla naturalmente en la manera como consentimiento, confidencialidad y límites profesionales son tratados en la medicina arcturiana.

Desde el primer contacto, el terapeuta es instruido a establecer una comunicación clara y amorosa con el paciente, explicando de forma simple y accesible qué es la medicina arcturiana, qué técnicas pueden ser aplicadas, qué sensaciones el paciente puede experimentar y cuáles son los beneficios y eventuales incomodidades transitorias del proceso. Este diálogo inicial crea un campo de confianza, donde el consentimiento informado emerge como un acto natural de respeto mutuo y no como una formalidad burocrática.

La confidencialidad, a su vez, es comprendida como la preservación integral de la privacidad y de la sacralidad de las vivencias compartidas durante la atención. El terapeuta arcturiano es llamado a escuchar con presencia plena y a guardar cada palabra, cada emoción y cada revelación como quien cuida de un secreto divino, comprendiendo que allí, en aquel espacio de escucha sagrada, el alma del paciente está revelándose en su vulnerabilidad más profunda.

Los límites profesionales, tan importantes como las demás capas de la ética arcturiana, surgen del reconocimiento de que el terapeuta no es el salvador o el maestro de aquel que busca ayuda. Definir y sustentar esos límites – tanto en el espacio físico de la atención, como en los niveles emocionales y espirituales – asegura que la autonomía del paciente sea preservada y que el terapeuta no sobrepase el papel de facilitador para asumir el control o la responsabilidad por el proceso de cura del otro.

De esta forma, la práctica ética y responsable de la medicina arcturiana no es solo un conjunto de directrices externas, sino una forma de vivir la propia espiritualidad en el acto terapéutico, donde cada gesto es impregnado de reverencia y cada palabra es proferida a partir del corazón. Al mantener este compromiso de pureza y respeto, el terapeuta crea un campo seguro, amoroso y acogedor, donde la verdadera cura puede florecer – aquella que no es impuesta de fuera para adentro, sino que brota suavemente del alma que, sintiéndose vista, reconocida y honrada, recuerda su propia luz y se permite brillar.

En este continuo refinamiento ético, el terapeuta arcturiano reconoce que su propia presencia es, en sí, parte del remedio que ofrece. Más que las técnicas aplicadas o las energías canalizadas, es la calidad vibracional de su conciencia — nutrida por humildad, reverencia y amor incondicional — que establece el verdadero espacio de cura. Cada encuentro terapéutico, por lo tanto, trasciende el carácter funcional de una sesión y se transforma en un ritual sagrado, donde dos campos de conciencia se entrelazan en busca de armonización y despertar. En este espacio de respeto mutuo, el terapeuta no se coloca por encima ni al frente, sino al lado, como una presencia silenciosa que sostiene la antorcha de la luz solo lo suficiente para que el propio paciente vea el próximo paso de su jornada. Y es en este flujo delicado, donde ética y espiritualidad se tornan indisociables, que la medicina arcturiana revela su verdadera esencia: un camino de cura que respeta la sacralidad de cada alma y honra, en cada gesto, el pulsar divino que une a todos los seres en el gran organismo cósmico de la existencia.

Capítulo 28
La Formación de Terapeutas Arcturianos

La formación de terapeutas arcturianos, imbuida de sabiduría ancestral y energías sutiles, trasciende la adquisición de conocimientos técnicos, profundizando en la comprensión de la interconexión entre la intuición, la energía y la conciencia. La civilización arcturiana, con su profundo conocimiento sobre la naturaleza de la cura, establece directrices claras para la formación de terapeutas arcturianos. El enfoque arcturiano se basa en el desarrollo de la intuición, en la práctica de la meditación y de la visualización, y en la búsqueda por el autoconocimiento.

El desarrollo de la intuición, fundamental en la formación de terapeutas arcturianos, involucra la práctica de la meditación, la atención plena y la conexión con la sabiduría interior. La meditación ayuda a aquietar la mente, a expandir la conciencia y a abrir los canales de la intuición. La atención plena, la observación atenta de las sensaciones corporales, de las emociones y de los pensamientos, ayuda a percibir las señales sutiles de la intuición. La conexión con la sabiduría interior, la búsqueda por el autoconocimiento y la reflexión sobre las experiencias de vida, ayuda a desarrollar la confianza en la intuición y a mejorar la capacidad de discernimiento.

La práctica de la meditación y de la visualización, pilares de la formación de terapeutas arcturianos, ayuda a fortalecer la conexión con la energía universal, a desarrollar la capacidad de canalizar la energía de cura y a mejorar la visualización creativa. La meditación, la práctica regular de aquietar la mente y de conectar con la paz interior, ayuda a fortalecer la conexión con la energía universal y a expandir la conciencia. La visualización, la práctica de crear imágenes mentales vívidas y detalladas, ayuda a desarrollar la capacidad de direccionar la energía de cura y a mejorar la visualización creativa, esencial para la práctica de la cirugía psíquica y de la cura a distancia.

La búsqueda por el autoconocimiento, esencial en la formación de terapeutas arcturianos, se manifiesta como un llamado constante para la observación interna y para la jornada en dirección a la propia esencia, reconociendo en cada pliegue del alma un reflejo de su misión mayor. Este proceso, lejos de ser meramente reflexivo o filosófico, es vivenciado como una inmersión profunda en las aguas de la conciencia, donde cada capa de creencias, miedos y condicionamientos es gradualmente revelada y, al ser acogida, transmutada. La auto-observación se torna, en este contexto, una práctica diaria, casi como una respiración espiritual, en que el terapeuta en formación aprende a mapear sus reacciones instintivas, sus respuestas emocionales y los flujos automáticos de pensamiento que moldean su visión de sí mismo y del mundo. No basta identificar patrones superficiales — la mirada arcturiana es entrenada para penetrar la esencia, desvelando las capas ocultas donde heridas no cicatrizadas aún resuenan en formas de autoimagen distorsionada o creencias limitantes.

Esta auto-observación es acompañada por un ejercicio constante de reflexión profunda sobre los valores y creencias que orientan la jornada del terapeuta. Más que simples registros o revisiones mentales, esta reflexión asume el formato de diálogos internos en que cada valor, cada convicción, es sometido a la luz de la conciencia superior. ¿Por qué creemos en lo que creemos? ¿Cuál es el origen de cada valor que nos guía? ¿Estamos pautados por una verdad interna, o reproducimos herencias culturales, familiares o espirituales que ya no coinciden con la voz de nuestra alma? Este cuestionamiento continuo forma parte de la formación arcturiana, pues solo aquel que reconoce las raíces de su propio sistema de creencias puede actuar como un canal limpio, sin proyecciones o distorsiones, para la energía curadora que atraviesa su presencia.

En paralelo a esta mirada atenta para las creencias y valores, la formación arcturiana incentiva el coraje de explorar los territorios menos iluminados del propio ser — los traumas y patrones de comportamiento negativos que, ocultos o reprimidos, siguen actuando como fuerzas silenciosas que sabotean el crecimiento interior y la claridad del canal energético. Esta exploración no es un acto casual o superficial; exige entrega y disposición para revisitar memorias enterradas, dolores olvidados y pactos inconscientes que continúan alimentando ciclos de repetición. Esta travesía puede ser hecha por medio de prácticas meditativas específicas, donde el terapeuta es guiado a revisitar momentos clave de su historia, no solo como observador, sino como participante consciente, capaz de reescribir, resignificar y, finalmente, liberar aquello que ya no sirve a su jornada evolutiva.

En muchos casos, el soporte terapéutico externo es no solo recomendado, sino valorizado como parte de la formación. Trabajar con otros terapeutas arcturianos, o con terapeutas de abordajes complementarios, permite al futuro terapeuta experimentar la posición de paciente, vulnerabilizándose de forma consciente para entender, en la propia piel, los procesos de acogimiento, cura y reintegración. Esta experiencia directa amplía la empatía y ofrece un aprendizaje práctico sobre cómo crear espacios seguros y compasivos para aquellos que, en el futuro, buscarán su asistencia.

Esta inmersión interior, sin embargo, no se encierra en la liberación de traumas o en la deconstrucción de creencias. Se expande para un territorio aún más vasto: la búsqueda por el propósito de vida. Para los arcturianos, no existe cura verdadera sin alineación con el propósito del alma — aquel llamado íntimo que conecta el ser individual al flujo mayor de la creación. Encontrar este propósito no es una tarea lineal, sino un desdoblamiento progresivo de la escucha interna, de la entrega sincera y de la disposición en servir. El terapeuta es guiado a investigar cuáles dones y talentos ya emergen naturalmente de su esencia, y cómo estos dones pueden ser ofrecidos al mundo como expresiones auténticas de su verdad interior.

Para facilitar esta alineación, la formación incluye prácticas regulares de conexión con la esencia divina — esa chispa sagrada que habita el corazón de cada ser y guarda las memorias del camino original del alma. Estas prácticas pueden incluir meditaciones específicas de sintonización con los registros akáshicos personales, donde el terapeuta aprende a acceder a informaciones sobre sus vidas pasadas, sus elecciones previas y los compromisos espirituales asumidos antes de su encarnación actual. Este proceso de reconexión con el propósito divino es gradual y respeta el ritmo único de cada alma, pero es siempre sustentado por el entendimiento de que un terapeuta arcturiano solo puede conducir verdaderamente a otro ser al encuentro con su esencia si él mismo ya caminó por este territorio interior con humildad y coraje.

Integrar esta dimensión de autoconocimiento con los conocimientos teóricos y prácticos es otro pilar fundamental de la formación arcturiana. El estudio de la anatomía energética, por ejemplo, no es abordado como una simple memorización de estructuras o funciones, sino como un mapa vivo que se revela y se transforma a medida que el terapeuta se profundiza en el entendimiento de su propia anatomía sutil. Cada chakra, cada meridiano, cada cuerpo energético es sentido internamente, experimentado en las prácticas diarias y comprendido como un reflejo directo del estado de conciencia y de equilibrio interior del propio terapeuta. Así, al estudiar el campo energético humano, el terapeuta arcturiano no solo acumula conocimiento técnico, sino que reconoce en cada punto, en cada flujo y en cada bloqueo una resonancia directa con su propia jornada.

Lo mismo ocurre en el aprendizaje de las técnicas de cura arcturiana, que incluyen imposición de manos, acupuntura energética, cirugía psíquica y cura a distancia. Cada técnica es practicada primeramente sobre el propio terapeuta, permitiendo que él sienta, en primera mano, cómo cada intervención afecta los flujos sutiles de energía, y cómo la intención, la claridad mental y la pureza emocional del canal interfieren directamente en la eficacia del proceso. De esta forma, la práctica no se torna un acto mecánico, sino una expresión viva de la conciencia curadora que el terapeuta desarrolla en sí mismo.

La ética profesional y la comprensión de la legislación vigente son igualmente incorporadas como parte de este proceso de autoconocimiento y alineamiento interior. Para los arcturianos, la ética no es solo un conjunto de reglas externas, sino una manifestación natural de la integridad interior del terapeuta. El consentimiento informado, la confidencialidad y la responsabilidad legal son vistos como extensiones directas del respeto y de la reverencia por la jornada sagrada de cada ser. Así, la práctica ética no nace del miedo a la punición o del deseo de conformidad, sino de la conciencia profunda de que cada acto terapéutico es una co-creación entre almas, donde el respeto mutuo y la claridad de intenciones son esenciales para que la cura verdadera se manifieste.

Por fin, la formación arcturiana se completa con la participación en pasantías y mentorías, donde el conocimiento teórico y el desarrollo interior encuentran su campo de aplicación práctica. Durante las pasantías, el terapeuta en formación observa, acompaña y, gradualmente, asume la conducción de atenciones bajo la supervisión directa de terapeutas experimentados. Esta vivencia práctica permite no solo el refinamiento técnico, sino también el desarrollo de la presencia terapéutica — aquella cualidad sutil que transforma cada encuentro en un espacio seguro y luminoso de cura.

Las mentorías, por su parte, ofrecen un espacio íntimo de reflexión y mejoramiento, donde el terapeuta en formación puede compartir sus dudas, desafíos y descubrimientos con un mentor que ya recorrió este camino. Este vínculo de confianza permite que el futuro terapeuta reciba feedbacks preciosos, ajustando sus prácticas y profundizando su autoconocimiento a la luz de la experiencia de quien ya integró, en sí mismo, el saber y el ser. Así, la formación de terapeutas arcturianos se revela no solo como un aprendizaje técnico, sino como una jornada viva de autodescubrimiento, cura y reconexión con el propósito mayor de servir a la luz de la conciencia universal.

Al final de esta jornada formativa, el terapeuta arcturiano comprende que su verdadero diploma no es conferido por una institución externa, sino por el propio pulsar de su alma, que reconoce en su camino de autotransformación la preparación necesaria para acoger, sin juicios o proyecciones, el dolor y la luz de cada ser que buscará su ayuda. Cada técnica aprendida, cada práctica perfeccionada y cada teoría asimilada solo gana vida cuando atraviesa el filtro de la experiencia personal, tornándose sabiduría encarnada — un saber que fluye no de la mente aislada, sino del corazón despierto, donde la compasión y la claridad caminan lado a lado. Así, la formación arcturiana no encierra un ciclo, sino que inaugura una nueva etapa de servicio consciente, donde el terapeuta se reconoce como eterno aprendiz y humilde guardián de un legado ancestral que, a cada atención, renace en el sagrado encuentro entre dos almas en busca de cura y de verdad.

Capítulo 29
El Futuro de la Medicina Arcturiana

El futuro de la medicina arcturiana se despliega como un horizonte dinámico donde ciencia y espiritualidad dejan de ocupar polos opuestos y se funden en una sinergia evolutiva, permitiendo que la cura trascienda las limitaciones de la materia y alcance las capas sutiles de la existencia humana. Esta medicina del futuro no se restringe al tratamiento de síntomas aislados, sino que comprende al ser humano como un campo multidimensional en constante interacción con su ambiente físico, energético y cósmico. En esta nueva era terapéutica, cada individuo es reconocido como un ser vibracional cuya salud depende del equilibrio entre sus emociones, pensamientos, propósito de vida y su conexión con las fuerzas universales que sustentan la vida en todo el cosmos. La medicina arcturiana avanza, por lo tanto, hacia un modelo de cuidado integral en que tecnología de punta, sensibilidad intuitiva y prácticas ancestrales actúan de forma integrada, promoviendo no sólo la cura, sino el despertar de la conciencia y la reconexión del ser humano con su rol co-creador en la red de la vida planetaria.

El perfeccionamiento de las tecnologías vibracionales arcturianas representa uno de los pilares de esta medicina expandida, donde dispositivos de frecuencia resonante son capaces de mapear los desequilibrios energéticos en los campos sutiles y corregir patrones disonantes antes de que se cristalicen en el cuerpo físico. Equipos de biofeedback cuántico, cámaras de regeneración celular basadas en geometrías sagradas y sistemas de holografía terapéutica permiten que el campo energético del paciente sea armonizado en tiempo real, promoviendo una reconfiguración vibracional completa. Sin embargo, estas tecnologías son comprendidas no como sustitutos de la conciencia humana, sino como extensiones sofisticadas de la percepción intuitiva del terapeuta, que permanece como el principal canal de conexión entre la sabiduría superior y la realidad del paciente. En este nuevo abordaje, el terapeuta arcturiano es entrenado para actuar en asociación con inteligencias artificiales de alta sensibilidad, que cruzan datos vibracionales, históricos de vida e informaciones multidimensionales, ofreciendo insights preciosos para personalizar abordajes terapéuticos que respeten el camino único de cada alma.

El fortalecimiento de la intuición como herramienta clínica es otro eje fundamental en la medicina arcturiana del futuro. Los terapeutas no sólo desarrollan sus capacidades perceptivas para sentir flujos energéticos o visualizar campos sutiles, sino que son alentados a cultivar la telepatía empática y la escucha directa de las capas más elevadas de conciencia, donde residen las informaciones más profundas sobre la historia, la misión y los desafíos espirituales de cada paciente. Protocolos innovadores integran prácticas de canalización consciente al proceso terapéutico, permitiendo que el terapeuta acceda a orientaciones directas de la conciencia superior del propio paciente, de las esferas arcturianas o de campos akáshicos, ampliando la precisión y la profundidad de los diagnósticos. Estas prácticas, conducidas con rigor ético y profundo respeto a la soberanía del paciente, restauran la intuición a su lugar central en el arte de la cura, rescatando la sabiduría ancestral de que la verdadera salud nace de la armonía entre el ser y su propósito divino, y no sólo de la ausencia de síntomas.

La autonomía del paciente, en este contexto, se expande más allá de la simple toma de decisiones informadas, transformándose en un proceso continuo de autoeducación, autoconocimiento y autotransformación. La medicina arcturiana del futuro forma no sólo terapeutas capacitados, sino también comunidades enteras de seres conscientes, que comprenden su salud como reflejo directo de sus pensamientos, emociones y elecciones cotidianas. Aplicaciones de monitoreo energético, plataformas de aprendizaje interactivo y redes de apoyo espiritual se tornan herramientas accesibles a todos, ofreciendo no sólo informaciones técnicas sobre su estado de salud, sino también prácticas diarias de elevación vibracional, meditaciones guiadas y orientaciones para la co-creación de realidades personales y colectivas más armónicas. De esta forma, el futuro de la medicina arcturiana se revela como un camino evolutivo colectivo, donde cada ser, al cuidar de sí mismo, colabora activamente para la regeneración planetaria y para la manifestación de una humanidad despierta, integrada y vibracionalmente sintonizada con la armonía universal.

La integración de tecnologías avanzadas en la medicina arcturiana, paso esencial para la concretización de esta nueva era terapéutica, se manifiesta de forma abrangente y profundamente conectada a las frecuencias que permean los cuerpos sutiles y físicos de los pacientes. Este proceso involucra la creación y la constante evolución de dispositivos de cura basados en frecuencias vibracionales específicas, cuidadosamente calibradas para actuar sobre los campos energéticos individuales y colectivos. Entre estas tecnologías, se destacan las plataformas de resonancia armónica y los sofisticados sistemas de terapia luminosa, en los cuales haces de luz codificada, ajustados según las necesidades vibracionales de cada ser, penetran suavemente en los cuerpos sutiles, realineando los flujos de energía, disolviendo bloqueos cristalizados y activando procesos regenerativos a niveles celulares. Este espectro de actuación permite no sólo restaurar el equilibrio de órganos y tejidos, sino armonizar circuitos emocionales y mentales que, a veces, son las verdaderas raíces de las disfunciones manifestadas en el plano físico.

Con el avance de estas tecnologías, surge también la aplicación de la inteligencia artificial de alta sensibilidad, desarrollada para interpretar vastos volúmenes de informaciones multidimensionales en tiempo real. Estas plataformas no se limitan a cruzar datos biológicos convencionales, sino que integran informaciones captadas de los registros akáshicos, de las firmas vibracionales emitidas por cada célula y de los patrones emocionales y mentales registrados en los campos sutiles del paciente. Al combinar estos elementos, la inteligencia artificial ofrece una visión panorámica y profunda del ser, identificando no sólo desequilibrios emergentes, sino también sus probables orígenes, correlaciones kármicas y potenciales caminos terapéuticos personalizados. Esta capacidad de análisis predictivo permite que el terapeuta, actuando en armonía con estas herramientas, anticipe posibles desarmonías antes de que se materialicen en el cuerpo físico, conduciendo al paciente por un proceso preventivo de cura y reconexión consigo mismo.

Dentro de este espectro tecnológico, la creación de ambientes virtuales inmersivos surge como una extensión natural de las prácticas terapéuticas arcturianas. A través de tecnologías de realidad virtual y aumentada, los pacientes son conducidos a espacios vibracionales creados a medida para sus necesidades específicas. Estos ambientes digitales, lejos de ser meras simulaciones, funcionan como verdaderos campos de resonancia, donde geometrías sagradas, frecuencias sonoras y proyecciones luminosas interactúan para reconfigurar las vibraciones desarmónicas y estimular la restauración de la armonía interior. En estos espacios, el paciente puede caminar por paisajes vibracionales codificados, sumergirse en hologramas curativos que ajustan su matriz energética y participar de meditaciones guiadas donde, a través de la inmersión total, él se reconecta con sus capas más sutiles y recibe directamente, en su campo consciente, orientaciones y mensajes de su propia esencia superior.

Esta fusión entre tecnología y espiritualidad, sin embargo, jamás negligencia el papel central de la intuición como brújula sagrada de la práctica terapéutica. El rescate de la intuición, comprendido no como un don esotérico reservado a pocos, sino como una habilidad natural accesible a todos los que se disponen a cultivarla, es un pilar esencial de la medicina arcturiana del futuro. El desarrollo de técnicas específicas para el refinamiento de la percepción energética es incentivado desde las primeras etapas de la formación de terapeutas, pero también es disponibilizado para pacientes y comunidades, permitiendo que todos puedan, en algún nivel, afinar su sensibilidad y actuar como cocreadores de su propia salud.

Entre estas técnicas, se destaca el entrenamiento continuo en meditación profunda, donde el practicante aprende a expandir su percepción más allá del cuerpo físico, captando flujos de energía, alteraciones sutiles en los campos vibracionales e informaciones codificadas en su propia aura. La práctica constante de la atención plena, o presencia consciente, fortalece esta sensibilidad, permitiendo que el terapeuta o paciente perciba variaciones energéticas asociadas a emociones, pensamientos recurrentes o patrones externos de influencia. Esta percepción agudizada permite no sólo detectar bloqueos o invasiones energéticas, sino también direccionar flujos curativos con precisión, armonizando campos sutiles antes de que las desarmonías se consoliden en síntomas físicos.

Además de la percepción sensorial ampliada, la práctica de la telepatía y de la clariaudiencia ocupa un papel de destaque en la integración de la intuición a la medicina arcturiana. Ejercicios específicos son desarrollados para estimular la comunicación telepática, inicialmente en parejas, donde terapeuta y paciente aprenden a establecer canales directos de intercambio vibracional, sin la necesidad de palabras habladas. Gradualmente, este proceso se expande para la recepción de informaciones directamente de las capas superiores de la conciencia del propio paciente o de sus mentores espirituales. La escucha intuitiva, o clariaudiencia, es refinada a través de prácticas diarias de silencio interior, donde el terapeuta aprende a distinguir la voz sutil de la sabiduría interna de los ruidos de la mente condicionada, garantizando que las orientaciones recibidas durante el proceso terapéutico sean siempre alineadas al bien mayor del paciente.

Para garantizar que esta integración de la intuición a la práctica clínica ocurra de manera estructurada y segura, son creados protocolos específicos que orientan la conducción de sesiones de canalización y la utilización de cuestionarios intuitivos. Estos cuestionarios, elaborados de forma personalizada para cada paciente, combinan preguntas tradicionales con espacios para insights intuitivos del terapeuta, creando un panorama dinámico donde datos objetivos y percepciones sutiles se complementan. Las sesiones de canalización consciente, conducidas en ambiente protegido y vibracionalmente preparado, permiten que informaciones oriundas de los registros akáshicos, de las conciencias superiores o incluso del propio yo superior del paciente sean directamente incorporadas al proceso terapéutico, enriqueciendo diagnósticos y orientando elecciones terapéuticas con precisión y respeto a la soberanía espiritual de cada ser.

Este fortalecimiento de la intuición camina lado a lado con la promoción activa de la autonomía del paciente, un valor central en la medicina arcturiana, que comprende la salud como reflejo directo de la conciencia y de la responsabilidad individual de cada ser sobre su propio camino evolutivo. La educación para la salud, en este contexto, no se limita a la transmisión de informaciones técnicas sobre el funcionamiento del cuerpo físico, sino que incluye la comprensión de la naturaleza multidimensional del ser y su interacción continua con el campo colectivo. Cursos y charlas son ofrecidos de forma regular, abordando desde temas como alimentación vibracional e higiene energética hasta prácticas avanzadas de autoconexión y reprogramación celular consciente. Materiales informativos, tanto impresos como digitales, son disponibilizados en múltiples plataformas, ofreciendo herramientas prácticas para que cada individuo comprenda su salud como reflejo directo de sus pensamientos, emociones, elecciones y alineamiento espiritual.

Para apoyar esta jornada de autoconocimiento, son desarrolladas aplicaciones de monitoreo energético, que van más allá de la simple medición de parámetros físicos como presión arterial o frecuencia cardíaca. Sensores cuánticos integrados a estos dispositivos captan variaciones en los campos sutiles del usuario, ofreciendo feedback en tiempo real sobre la coherencia vibracional de sus pensamientos y emociones. Estas aplicaciones, interconectadas a plataformas educativas, sugieren prácticas diarias personalizadas de armonización, como meditaciones guiadas, ejercicios respiratorios, mantras específicos o ajustes en la rutina alimentaria, promoviendo no sólo la cura puntual, sino la manutención de un estado vibracional elevado y continuo.

Por último, la creación de comunidades de apoyo online teje una red vibracional de soporte, donde pacientes, terapeutas y mentores comparten experiencias, intercambian insights y fortalecen lazos de pertenencia. Foros de discusión abordan desde temas prácticos del cotidiano hasta reflexiones filosóficas sobre el papel de la humanidad en la ascensión planetaria. Grupos de meditación colectiva, conducidos por facilitadores experimentados, generan campos de coherencia grupal que amplifican la conexión con esferas superiores y aceleran procesos individuales de cura y despertar. Sesiones regulares de terapia en grupo, realizadas tanto en ambientes virtuales como presenciales, ofrecen espacios seguros para la expresión emocional, el intercambio de saberes y la cocreación de nuevas realidades, donde la cura individual y colectiva se entrelazan como expresiones inseparables de una misma danza cósmica.

En este horizonte en constante expansión, la medicina arcturiana del futuro se revela como una invitación para que la humanidad recuerde su propia naturaleza co-creadora, asumiendo no sólo la responsabilidad por su salud física y emocional, sino también por su armonía espiritual y por su impacto vibracional en el campo colectivo. El terapeuta arcturiano, lejos de ocupar el papel de salvador o detentor exclusivo del saber, se torna un guardián de la conciencia, un facilitador amoroso que, al iluminar caminos, recuerda a cada ser humano su capacidad innata de acceder a la propia fuente de cura y sabiduría. Así, ciencia y espiritualidad, tecnología e intuición, individuo y colectivo se entrelazan en una danza sagrada de cura, donde el equilibrio de la Tierra y de sus habitantes nace de la remembranza simple, pero profunda, de que toda cura verdadera es, antes que nada, un retorno a la propia esencia.

Epílogo

Al cruzar las últimas páginas de esta obra, no es solo un ciclo de lectura lo que se cierra. Lo que ahora pulsa en tus manos y reverbera en tu mente y alma es la semilla de un nuevo entendimiento — no solo sobre cura, sino sobre tu propio papel en el gran concierto cósmico de la existencia. Este libro, con sus revelaciones y prácticas, sus reflexiones e invitaciones, no termina aquí. Es un punto de ignición, un soplo inicial que ahora resuena en cada célula de tu cuerpo, en cada pensamiento que eliges nutrir y en cada conexión que recuerdas con los flujos invisibles de la vida.

A lo largo de las páginas, has sido invitado a percibir que salud y cura son movimientos infinitamente más vastos que el alivio de síntomas o la búsqueda de soluciones inmediatas. La verdadera cura es una travesía. Un retorno gradual al estado natural de armonía que tu alma siempre conoció, pero que la mente moderna aprendió a olvidar. En cada práctica energética, en cada concepto sobre los chakras, sobre los flujos sutiles y sobre la interconexión entre mente, cuerpo y espíritu, no solo recibiste informaciones. Recibiste un llamado — para sentir, para escuchar, para recordar.

Y ese recordar es la clave de todo el camino.

La medicina integrativa arcturiana, con su sofisticación vibracional y su ternura cósmica, nos ofrece una lente para ver lo invisible. Para percibir cómo cada emoción acumulada, cada creencia cristalizada, cada pensamiento recurrente esculpe, silenciosamente, los contornos de nuestra salud física y espiritual. Más que técnicas o saberes, a lo largo de estas páginas recibiste una nueva mirada. Una mirada que sobrepasa el cuerpo como máquina y alcanza al ser como partitura viva de frecuencias en constante diálogo con el universo.

Esta invitación a la reconexión no se cierra aquí. En realidad, apenas comienza. Pues la verdadera integración de este saber no sucede en el intelecto, sino en lo cotidiano. En las pequeñas elecciones. En la forma en que respiras, cómo te alimentas, cómo te silencias para escuchar tu propio cuerpo y cómo acoges cada emoción que atraviesa tu pecho. La cura, como revelan los arcturianos y como resuenan los ancestros de la Tierra, no es un evento puntual, sino un estado de presencia continua. Es el modo en que habitas tu propio cuerpo-templo. Cómo cuidas de tu energía como quien cuida de una llama sagrada, sabiendo que cada pensamiento, cada palabra y cada gesto son códigos vibracionales que tejen tu destino biológico, emocional y espiritual.

Al integrar este saber, ya no eres el mismo ser que abrió este libro por primera vez. Algo cambió. Tal vez imperceptible para la mente apresurada, pero profundamente reconocido por el alma. Empiezas a percibir tu propio campo energético como una realidad viva, capaz de dialogar con la naturaleza, con los otros seres y con el propio cosmos. Te percibes como puente — entre lo visible y lo invisible, entre el cuerpo y el espíritu, entre la Tierra y las estrellas.

Esa percepción es el comienzo de la verdadera autonomía espiritual y terapéutica. Pues ser saludable, en este nuevo paradigma, no significa solo ausencia de síntomas, sino presencia plena. Presencia en tus elecciones, en tus ciclos, en tus conexiones y en el modo en que eliges integrar el flujo cósmico que atraviesa cada célula de tu cuerpo. La medicina arcturiana no es solo un sistema de cura — es una forma de vivir. De recordar que eres un campo de luz en movimiento, un fractal del Todo, danzando tu singularidad dentro de la vastedad del cosmos.

Y es aquí, en este momento de cierre y reinicio, que la verdadera invitación se revela. Porque, al terminar esta lectura, estás siendo llamado a convertirte en guardián de tu propia jornada. Nadie más detenta la llave de tu salud y de tu expansión espiritual. Ninguna técnica, por más avanzada que sea, sustituye tu propia escucha interna. Ninguna práctica, por más sofisticada que parezca, es más poderosa que la decisión consciente de retornar, día tras día, a la simplicidad de tu ser esencial.

Cada vez que respiras de forma consciente, cada vez que pones las manos sobre tu propio corazón y escuchas lo que tiene que decir, cada vez que te alineas con la naturaleza, con la luz del sol, con el silencio de las estrellas o con la sabiduría de los cristales, estás activando tu propia medicina interior. Esa es la mayor lección dejada por los arcturianos y por las tradiciones ancestrales que resuenan en esta obra: la verdadera cura no es una intervención externa, sino un despertar interno. Un recordatorio de que tu esencia ya es íntegra, completa y vibrante. Lo que llamas cura es, en realidad, solo el desvelar de esa verdad olvidada.

Que al cerrar este libro, no cierres el portal que fue abierto dentro de ti. Que cada práctica y cada reflexión resuenen no como teorías distantes, sino como semillas plantadas en tu propio campo vibracional. Y que esas semillas, cuidadas por tu mirada atenta y por tu corazón abierto, florezcan como una nueva forma de habitar tu cuerpo y tu alma.

No caminas solo. Ni ahora, ni nunca. Las manos invisibles de la sabiduría arcturiana continúan tocando tu campo sutil, guiando tus pasos con ternura y precisión. A cada respiración consciente, se te recuerda: la cura no está distante, ella es el propio sendero que recorres con coraje y presencia. Y cada paso, por más pequeño que parezca, es una celebración del reencuentro con tu esencia luminosa.

Que este sea solo el comienzo de tu travesía. Que el horizonte de la cura se amplíe en cada nuevo día, en cada elección de vivir con presencia, reverencia y amor. Y que tú, al reconocer tu luz, inspires a otros a recordar la suya propia. Pues, como los arcturianos susurran en las entrelíneas del tiempo, la cura de uno es la música de cura de todos.

www.ingramcontent.com/pod-product-compliance
Lightning Source LLC
LaVergne TN
LVHW040043080526
838202LV00045B/3470